ULRICH HOFFMANN

MON INSTANT YOGA

VIGOT

Sommaire

Calme intérieur 76

Énergie 108

Préface

S'accorder un instant yoga

Aujourd'hui, quand on pratique le yoga, la tendance est de suivre des cours sudorifiques (Flow, Hot et Core yoga) ; le yoga concurrence sérieusement le Pilates et les exercices ventre-jambes-fesses. Il existe aussi des exercices adaptés aux joggeurs et aux sportifs de compétition.

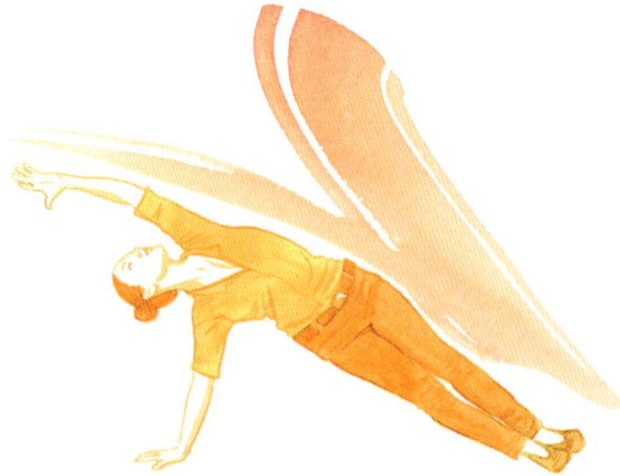

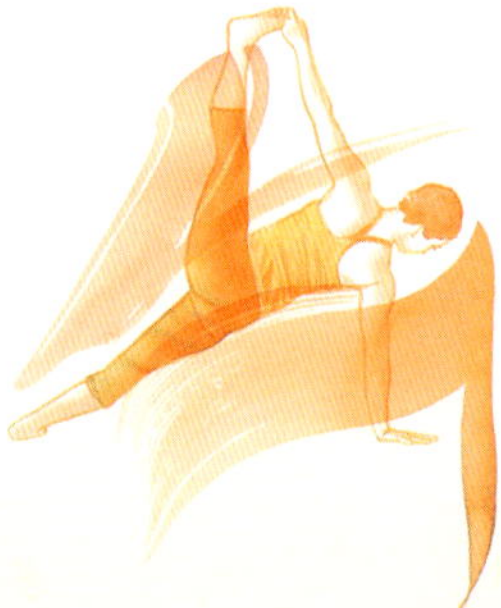

Pourtant, on néglige souvent l'une des caractéristiques essentielles du yoga : le calme intérieur, et la liberté que l'on acquiert grâce à celui-ci. Les étirements et les rotations douces favorisent la détente et le bien-être.

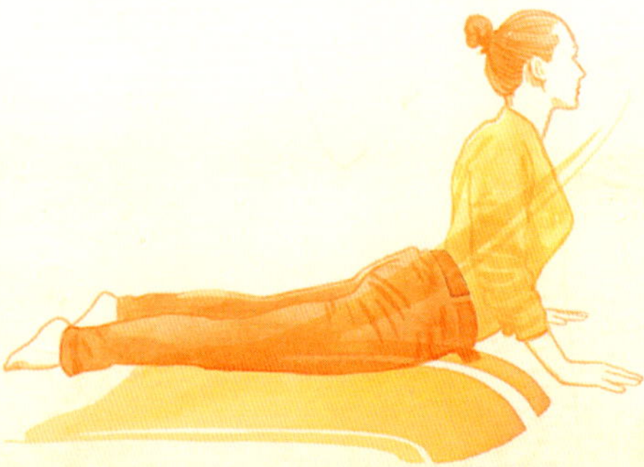

Ce n'est pas un hasard si de nombreux exercices de yoga ressemblent aux consignes des kinésithérapeutes pour traiter les maux de dos chroniques.

« Ce livre choisit les éléments les plus importants des exercices de yoga traditionnels pour les intégrer parfaitement à **notre quotidien. »**

Ulrich Hoffmann

On veillera à s'approcher le plus près possible de l'effet premier – et à ne pas paraître stupide. De cette manière, on restera fidèle à l'objectif premier du yoga. En sanskrit, le mot « yoga » peut avoir deux significations : il se rapporte au verbe *yuj*, avec le suffixe *ghain*, ce qui signifie « ajouter ». Mais il vient aussi du verbe *yuinj* (à nouveau avec le suffixe *ghain*) et veut dire « unification » ou « unité ».

Dans son ouvrage *May I be Happy* (*Puis-je être heureux ?*), la célèbre enseignante de yoga new-yorkaise Cyndi Lee le formule ainsi : « Yoga signifie aussi "unification", mais en réalité, il s'agit de "réunification". Nous nous disloquons constamment. Une centaine de fois par jour, nous constatons que notre esprit et notre corps partent dans des zones différentes de l'espace et du temps. En réalité, cela ne pose pas de problème. Comme la méditation, le yoga est une méthode qui nous permet de nous réunir après que nous nous sommes disloqués. »

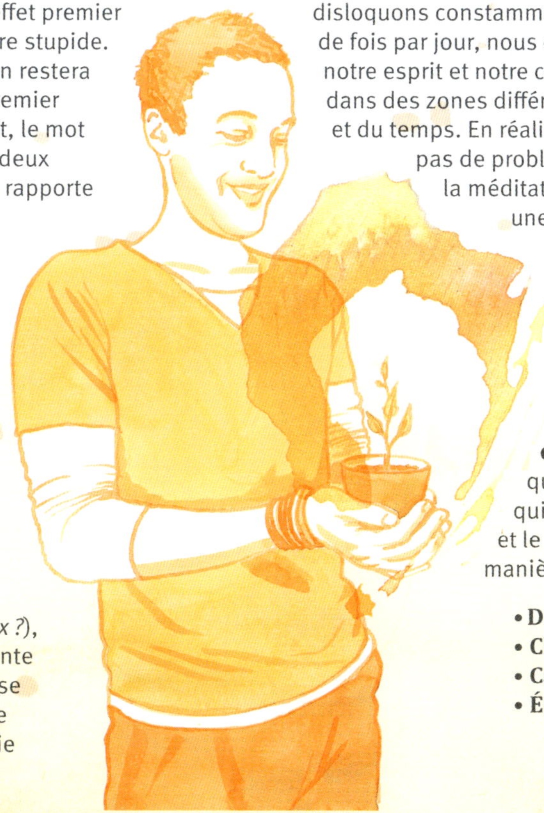

Cet ouvrage est divisé en quatre domaines, qui traversent la vie et le quotidien de manière positive :

- **Détente**
- **Clarté**
- **Calme intérieur**
- **Énergie**

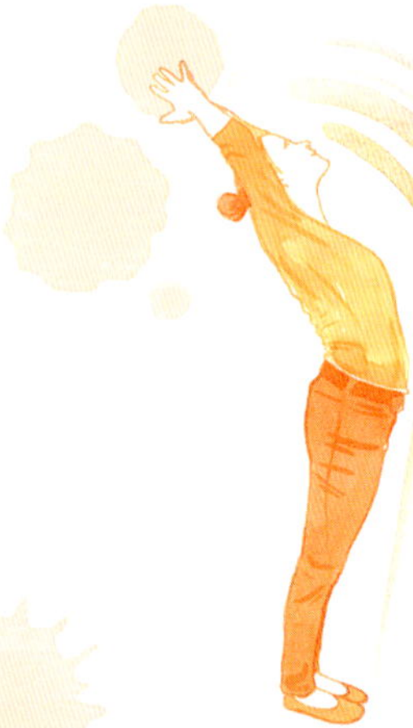

L'objectif est d'intégrer dans votre quotidien les aspects du yoga qui sont bénéfiques à tous les niveaux. Car, non seulement le yoga fait du bien au corps, mais il exerce également une action profonde sur l'âme et l'esprit. Parmi les nombreux bienfaits sensibles du yoga, mentionnons : un dos détendu, une tête plus mobile, un sommeil plus profond, une meilleure digestion, une plus grande résistance au stress, un esprit plus libre, plus d'imagination et de créativité, ainsi qu'une meilleure connaissance de soi.

Chaque exercice est accompagné d'un symbole qui indique son domaine d'application :

Tête et esprit 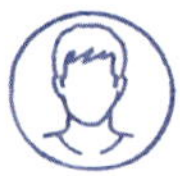 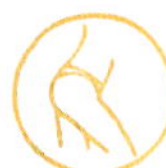 **Ventre et bassin**

Épaule et nuque 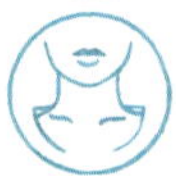 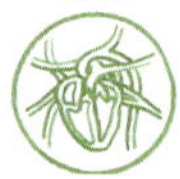 **Cœur et circulation**

Bras et mains  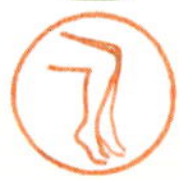 **Jambes et pieds**

Dos 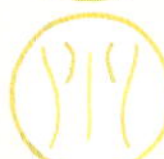  **Âme !**

« Se sentir **mieux physiquement** grâce au yoga, c'est bien. Mais se sentir aussi **mieux mentalement** est encore **plus positif.** »

Ulrich Hoffmann

Selon moi, le mouvement physique n'est pas l'essentiel. Le plus important, c'est ce que le yogi appelle l'« intention ». Les exercices de yoga ne sont qu'un pas sur le chemin qui mène à la liberté intérieure et à l'illumination, chemin qui compte les étapes suivantes :

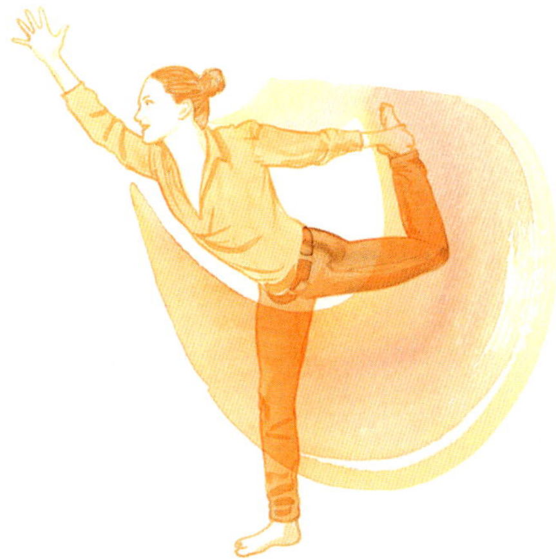

- **Yamas** – la relation aux autres
- **Niyamas** – la relation à soi-même
- **Asanas** – la relation au corps (il s'agit des exercices dispensés dans les cours de yoga)
- **Pranayama** – les exercices respiratoires
- **Pratyahara** – l'intériorisation des sens
- **Dharana** – la concentration
- **Dhyana** – la méditation
- **Samadhi** – la connaissance et la liberté intérieure

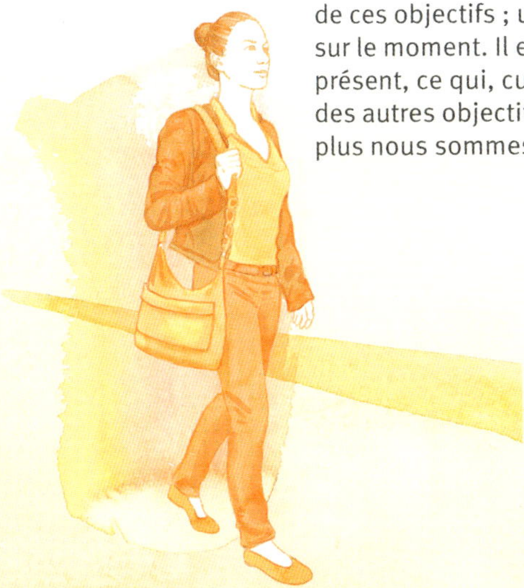

L'une des intentions des exercices de yoga est de s'approcher de ces objectifs ; une autre de faire ces exercices le mieux possible sur le moment. Il est donc inévitable de tenir compte de l'instant présent, ce qui, curieusement, nous permet de nous approcher des autres objectifs. Plus nous sommes conscients de cet aspect-là, plus nous sommes aptes à gérer les choses dans la détente.

La relation au corps n'est pas le seul objectif du chemin de vie yogique, car nous avons aussi le désir de nous développer continuellement et de ne pas tout envoyer promener face aux difficultés. Nous tentons donc de tirer le meilleur parti de l'instant présent !

L'équilibre entre le « faire » et le « tenir bon » est essentiel. Quand nous expérimentons le « rien faire », les neurones de notre cerveau se connectent d'une manière nouvelle. Cela peut d'ailleurs être démontré.

Contrairement au tennis ou à la comptabilité, le yoga ne se limite pas à ce que nous faisons. Il implique de savoir comment et pourquoi nous le faisons. Certains prétendent que c'est même l'aspect le plus important du yoga. La manière dont nous organisons notre quotidien se répercute directement sur notre joie de vivre, bien plus que la perspective de belles vacances. Lors d'une séance de yoga, on ne s'entraîne pas au yoga, mais on s'entraîne en vue de moments ultérieurs où il n'y aura pas de séance de yoga : nous souhaitons aborder la vie avec l'engagement équilibré et l'humour nécessaire à une posture de yoga exigeante.

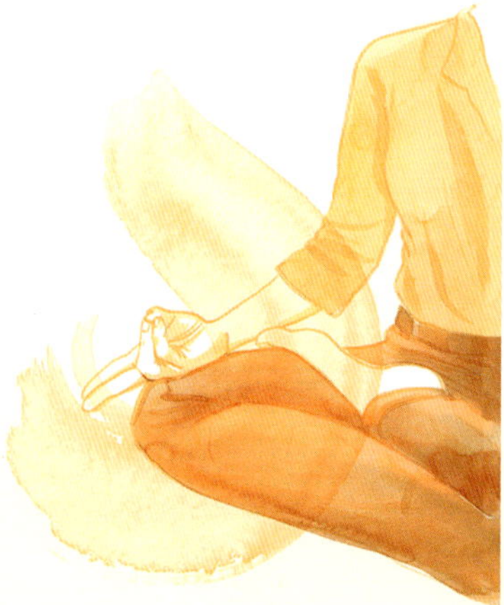

Cela fonctionne comme pour l'apprentissage de tâches basiques ou de mots de vocabulaire. Nous les apprenons et les révisons quand nous n'en avons pas besoin afin d'être prêts le jour où ils nous seront vraiment utiles. Plus nous apprenons à percevoir notre corps, plus nous apprenons à nous connaître de manière précise. Et si nous sommes sans cesse tiraillés entre le passé et le futur, nous passons à côté du présent. (Cela ne signifie pas que les yogis ne planifient rien. Il suffit de jeter un œil sur le planning d'un centre de yoga. Généralement, il est archi-complet ! Mais quand les yogis planifient, le moment présent consiste à « planifier ».) Nous n'atteignons pas la stabilité en nous cramponnant désespérément, mais en nous adaptant au contexte. Nous surfons pour ainsi dire sur les vagues de la vie. Se concentrer sur les petits changements de posture d'un exercice de yoga est une manière de diriger son attention.

Et tant mieux si les postures nous apportent en plus un certain bien-être !

Pourquoi mes mains s'agrippent-elles à la courroie de mon sac à main ? Pourquoi ai-je encore faim ? Pourquoi mon ventre gargouille-t-il ? Être capable d'observer ces petites choses-là peut procurer du plaisir !

Regarder le monde avec **curiosité** et **attention** : c'est aussi cela le yoga !

Enseigner le yoga et tenter de l'intégrer au quotidien permet de comprendre ce qui est en train de se passer et ce qui est utile, ici et maintenant. Ainsi, l'un découle de l'autre : le comportement que j'ai adopté hier porte aujourd'hui ses fruits, dont les graines se répandront demain.

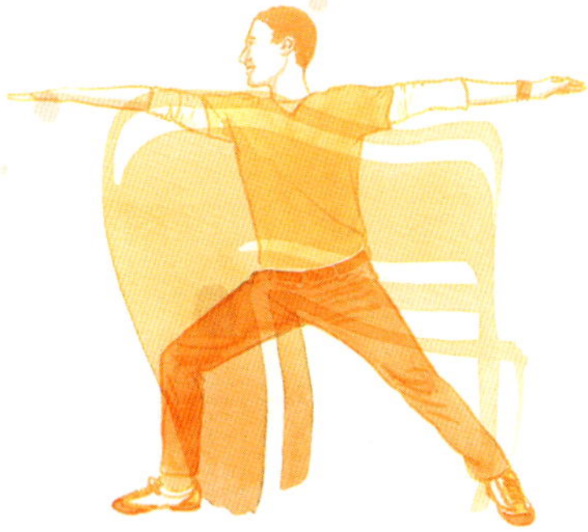

Les indications qui figurent dans ce livre ne remplacent pas les cours de yoga, mais elles peuvent les compléter, ou bien donner l'envie d'en suivre. Quoi qu'il en soit, elles sont toujours mieux que rien.

Grâce aux exercices qui vous sont présentés aux pages suivantes, vous pourrez intégrer à votre quotidien l'esprit du yoga et ses bienfaits physiques. Vous pourrez les faire sans peine, sans stress et sans perdre de temps. Constatez par vous-même à quel point un simple étirement, un bref moment d'interruption peuvent être gratifiants.

Lancez-vous dès maintenant : faites le test. Fermez les yeux.

Souriez !

Prenez une respiration profonde. Ouvrez les yeux. Ne vous sentez-vous pas mieux ?

Détente

Le plus souvent, on pratique le yoga parce qu'on aspire à la détente. Avec les exercices classiques (Asanas), on fait travailler tous les grands groupes musculaires de la tête aux pieds. Une méthode très efficace pour dénouer facilement les contractures. On se sent non seulement plus mobile, mais aussi beaucoup plus léger pour faire face à la vie et à ses exigences. Par la pensée, vous pouvez monter dans un manège, atterrir automatiquement dans l'ici et le maintenant, si bien que votre esprit peut lâcher prise et se sentir libre.

Étire-toi

*Quand on fait du rangement ou des courses en magasin, on est souvent amené à se diriger vers l'étagère la plus haute. Saisissez cette occasion pour transformer l'**équilibre extérieur** en un plus grand **équilibre intérieur** par l'intermédiaire d'un bel étirement.*

1) Si vous êtes droitier, basculez le poids du corps sur la jambe droite. Si vous êtes gaucher, basculez-le sur la jambe gauche.

2) Étirez le bras droit (ou le bras gauche pour les gauchers) lentement vers le plafond sans lever l'épaule. Encore un peu ! Oui, vous y êtes... Respirez calmement !

3) Prenez le classeur ou la boîte de haricots sur l'étagère.

4) Répétez le mouvement avec l'autre bras, même si vous n'avez plus rien à ranger, ni à mettre dans votre panier. Vous renforcerez de cette façon votre équilibre intérieur.

5) Faites en sorte que le bassin reste bien droit. L'étirement a lieu surtout sur le côté du dos.

Variante

1) En étirant le bras droit vers le plafond, levez en même temps le pied gauche, puis posez la pointe du pied sur la cheville droite.

2) Répétez le mouvement de l'autre côté.

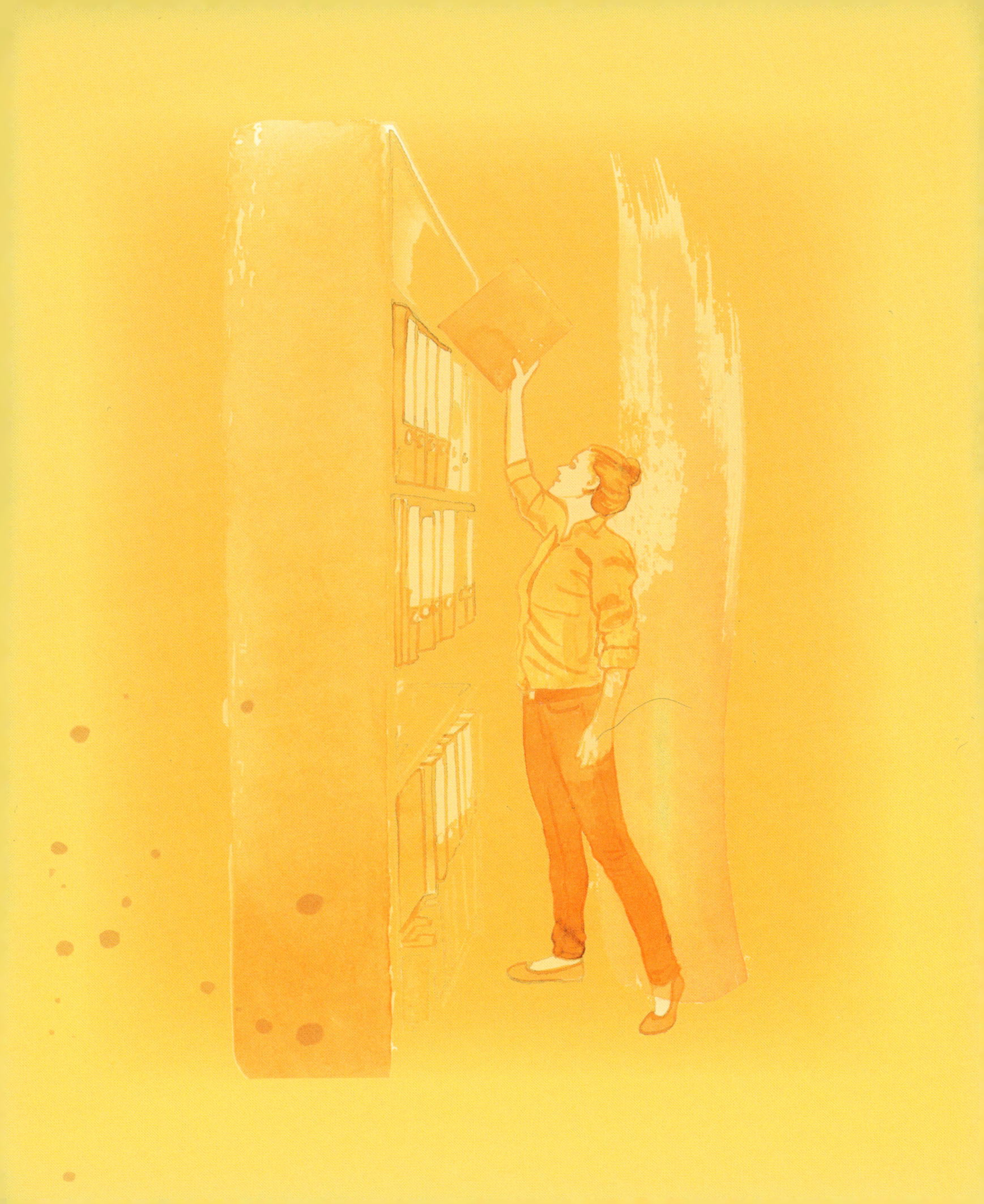

Se détendre sur une chaise

*Ce mini-exercice se pratique **sous n'importe quelle table** : en réunion, pendant le déjeuner ou le soir, en regardant la télévision (même s'il n'y a pas de table).*

1) **Posez** les deux mains sur la table devant vous, puis faites glisser le bassin jusqu'au bord de la chaise.

2) **Basculez** légèrement le buste vers l'arrière.

3) **Tendez** une jambe.

4) **Faites** des cercles lents avec le pied : une fois dans le sens des aiguilles d'une montre et une fois dans le sens contraire.

5) **Tendez** l'autre jambe.

6) **Faites** des cercles avec le pied, une fois dans un sens et une fois dans l'autre.

Variante

1) **Tendez** les deux jambes.

2) **Faites** des cercles avec les deux pieds.

« Ton acte est mouvement d'un jeu. Pas d'une danse. »

Antoine de Saint-Exupéry, écrivain français

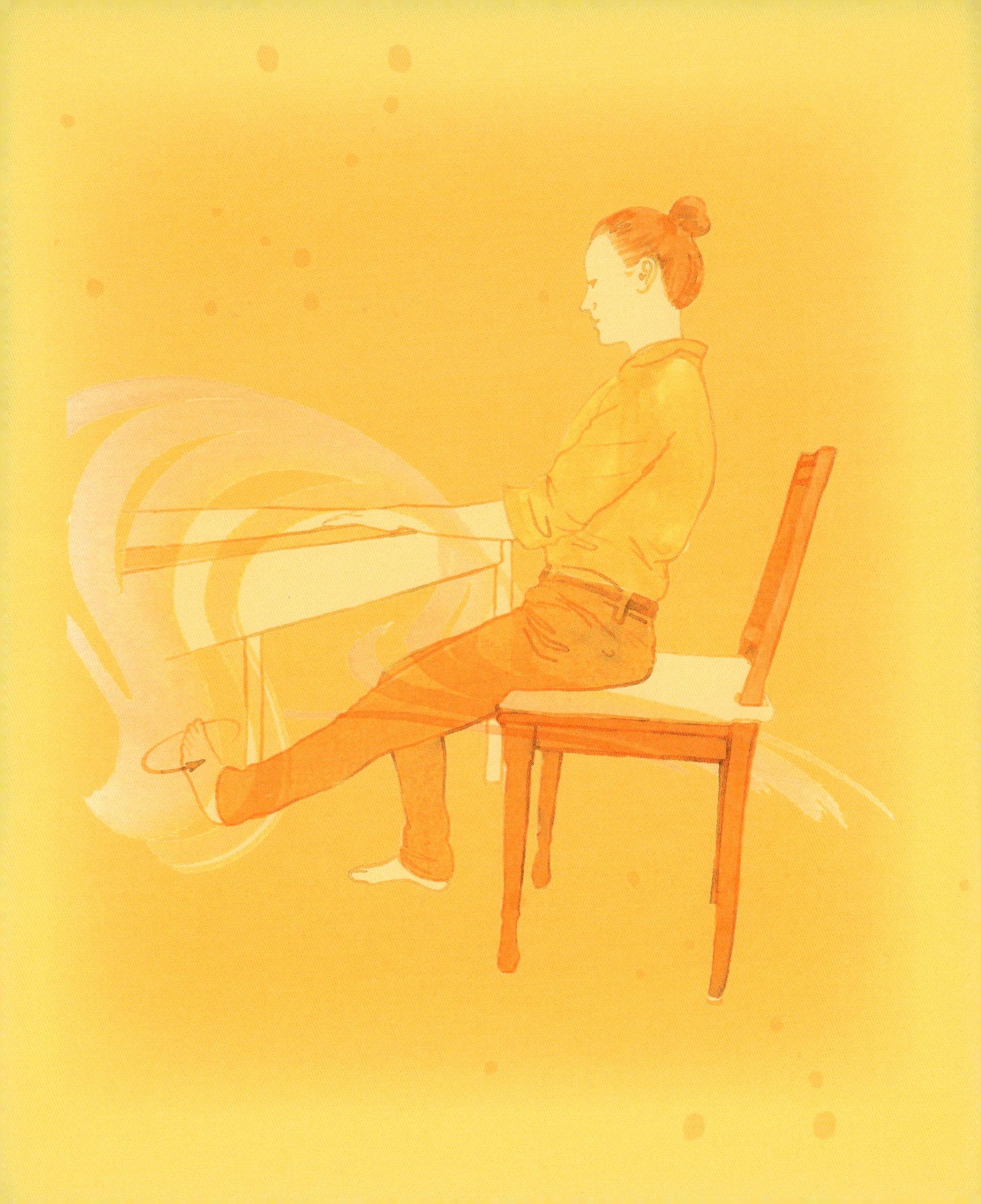

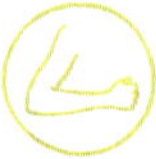
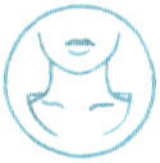

Haut les mains !

Soudain, vous constatez que vous étiez complètement ailleurs, l'esprit absorbé par un projet ou une émission de télévision. Votre corps est ***raide*** *comme une branche. Cet exercice simple va vous permettre de* ***vous détendre****.*

1) **Levez** les bras à la verticale, les paumes tournées vers l'avant.

2) **Inclinez** les mains vers l'avant puis vers l'arrière.

3) **Étirez-vous** complètement en inspirant et en expirant profondément.

4) **Baissez** les bras de manière à ce qu'ils soient tendus devant vous, paumes orientées vers le sol.

5) **Inclinez** de nouveau les mains, mais cette fois vers le haut et vers le bas.

6) **Soyez attentif** à l'étirement qui se produit au niveau de la zone des épaules, puis laissez les bras redescendre le long du corps.

Variante

1) **Pour étirer** davantage le haut du dos, tendez les bras devant vous en les croisant au niveau des poignets.

2) **Faites** en sorte que les paumes se rejoignent et croisez les doigts.

3) **Tendez** les bras devant vous.

4) **Changez de côté :** le bras qui est dessous quand vous croisez les bras vient cette fois dessus. Croisez de nouveau les doigts.

5) **Tendez** bien les bras devant vous.

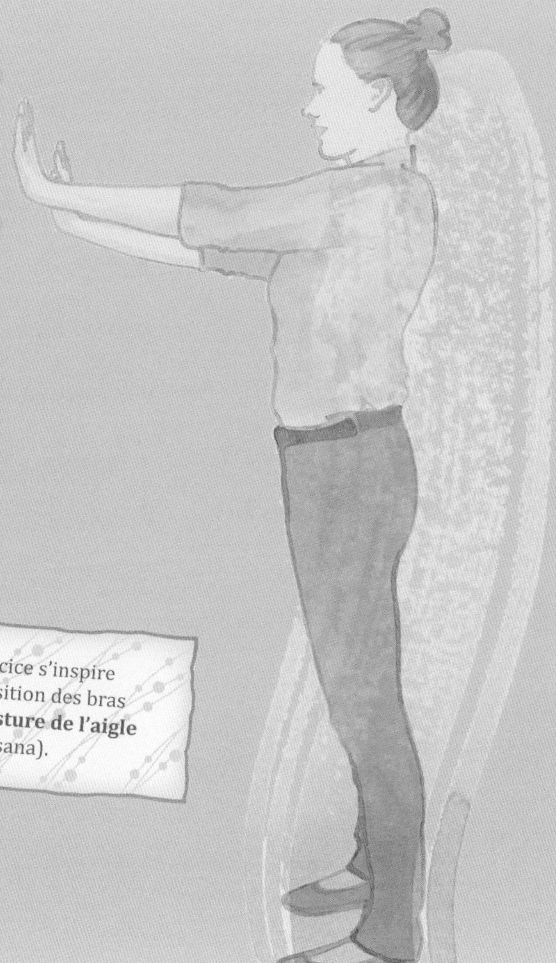

Cet exercice s'inspire
de la position des bras
de la **posture de l'aigle**
(Garudasana).

Améliorer sa posture de travail

Avec cet exercice, vous parviendrez à améliorer votre posture de travail tant au sens propre que figuré ! Soulagé, votre dos pourra ***s'étirer*** *et votre cage thoracique s'ouvrir. Les épaules, la nuque et les bras auront une plus* ***grande liberté d'action****.*

1) Tentez, en position assise, de répartir le poids du corps sur les ischions.
Vous trouverez ces parties de l'os iliaque orientées vers le bas en glissant les mains sous les fesses et en basculant d'avant en arrière. Il se peut que vous deviez avancer un peu sur l'assise de votre chaise.

2) Basculez le poids du corps à l'arrière des ischions en penchant doucement le dos en arrière et en le courbant légèrement.

3) Penchez légèrement le buste vers votre bureau en basculant le poids du corps vers l'avant de manière à ce qu'il repose sur les cuisses. Imaginez que votre bassin est une coupe de fruits : les fruits sont alors sur le point d'être éjectés de la coupe vers l'avant.

4) Revenez un peu en arrière : les ischions supportent le poids du corps, le dos est légèrement redressé, les épaules sont basses. Rapprochez légèrement les omoplates afin d'ouvrir la cage thoracique. Vous pouvez reprendre votre activité de manière beaucoup plus détendue.

« Pour pouvoir faire quelque chose, chacun doit considérer que son action est importante et bonne. »

Léon Tolstoï, écrivain russe

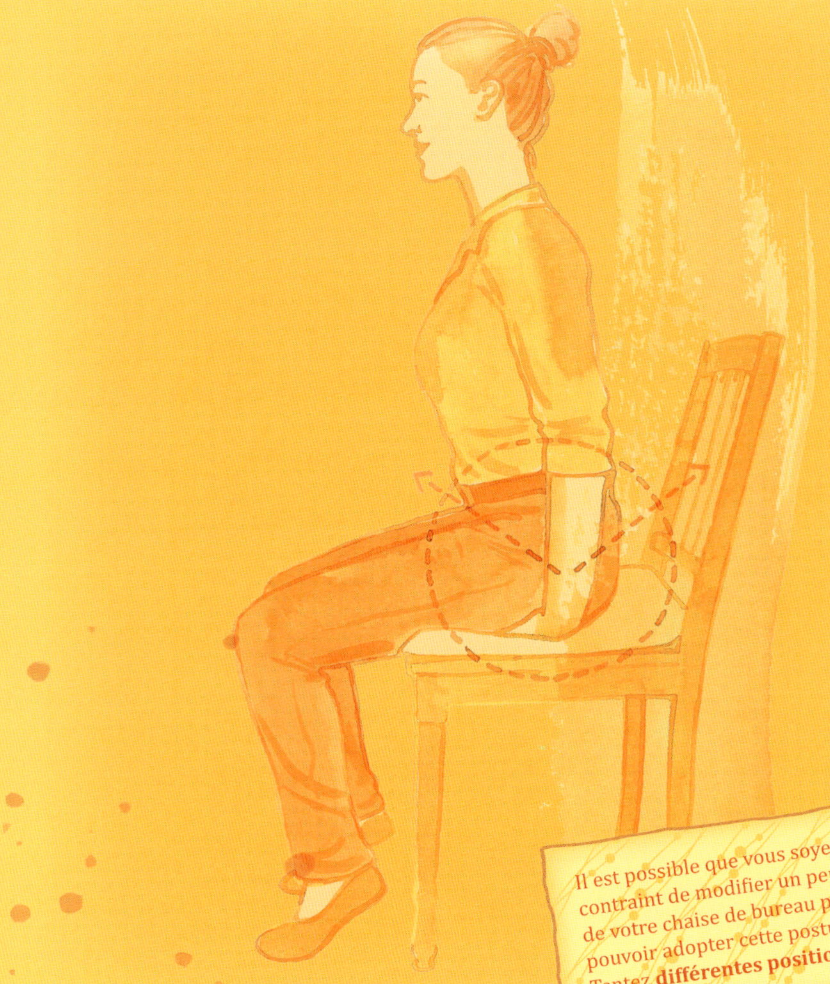

Il est possible que vous soyez contraint de modifier un peu l'assise de votre chaise de bureau pour pouvoir adopter cette posture. Tentez **différentes positions**.

Au feu rouge

Profitez d'une courte pause au feu rouge pour ***détendre rapidement la nuque****.*
Vous reprendrez la route plus facilement.

1) Le feu passe au rouge, l'occasion de profiter de ces quelques minutes d'attente.

2) Redressez le dos de manière à ce qu'il ne soit plus collé au dossier.

3) Lâchez le volant et posez les mains sur les cuisses.

4) Laissez la tête plonger doucement vers l'avant. Vous pouvez également fermer les yeux si vous le souhaitez.

5) Inspirez et expirez profondément une ou deux fois. L'étirement musculaire se fait sentir jusqu'aux omoplates.

6) Relevez la tête et reprenez le volant en main.

7) Poursuivez votre route dès que le feu passe au vert.

« L'automobile n'est qu'un
phénomène passager.
Je crois au cheval. »

Guillaume II, empereur allemand

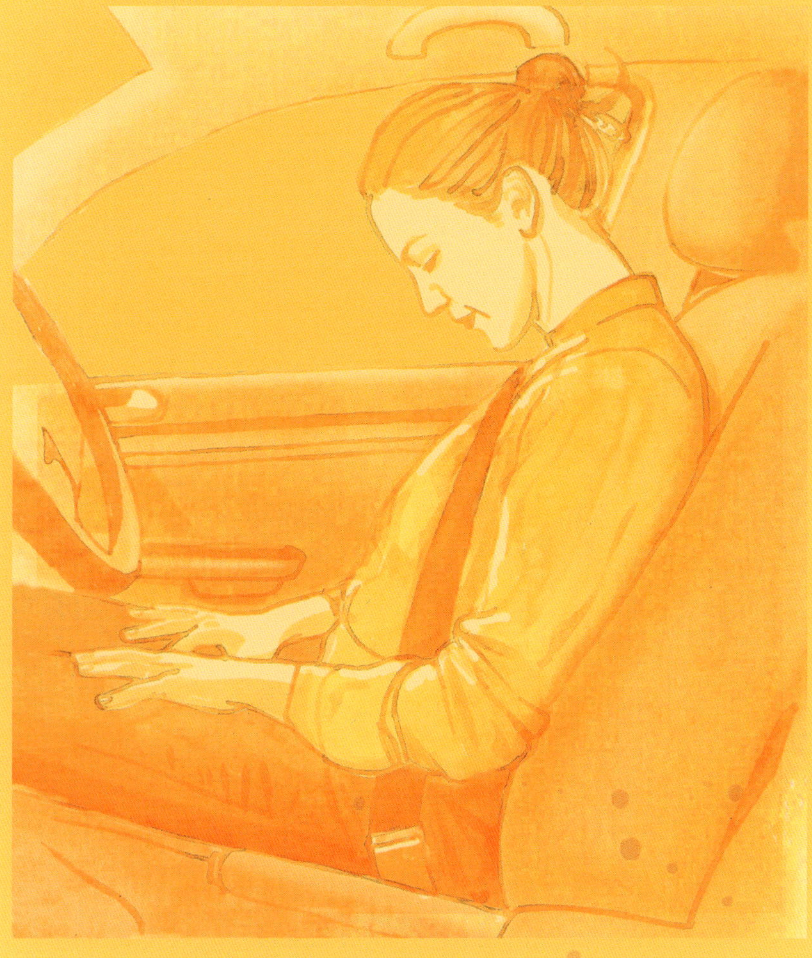

Surf sur la colonne vertébrale

Quand le dos est raide comme une planche à repasser, cet exercice prédispose les sens à de nouvelles expériences et permet à ***l'énergie de circuler à nouveau****.*

1) **Posez** les mains sur les genoux et redressez le dos.

2) **En inspirant,** étirez le buste vers l'avant et redressez la cage thoracique. Creusez légèrement le dos. Ce mouvement ne doit déclencher aucune douleur.

3) **En expirant,** ramenez la colonne vertébrale en basculant légèrement les lombaires vers l'arrière. Rentrez bien le ventre et baissez légèrement la tête.

4) **Répétez** le mouvement cinq à dix fois.

Vous pouvez faire cet exercice en guise d'**échauffement** en vous asseyant en tailleur. Pratiqué à quatre pattes, on lui donne le nom de **« chat-vache »** (Chakravakasana).

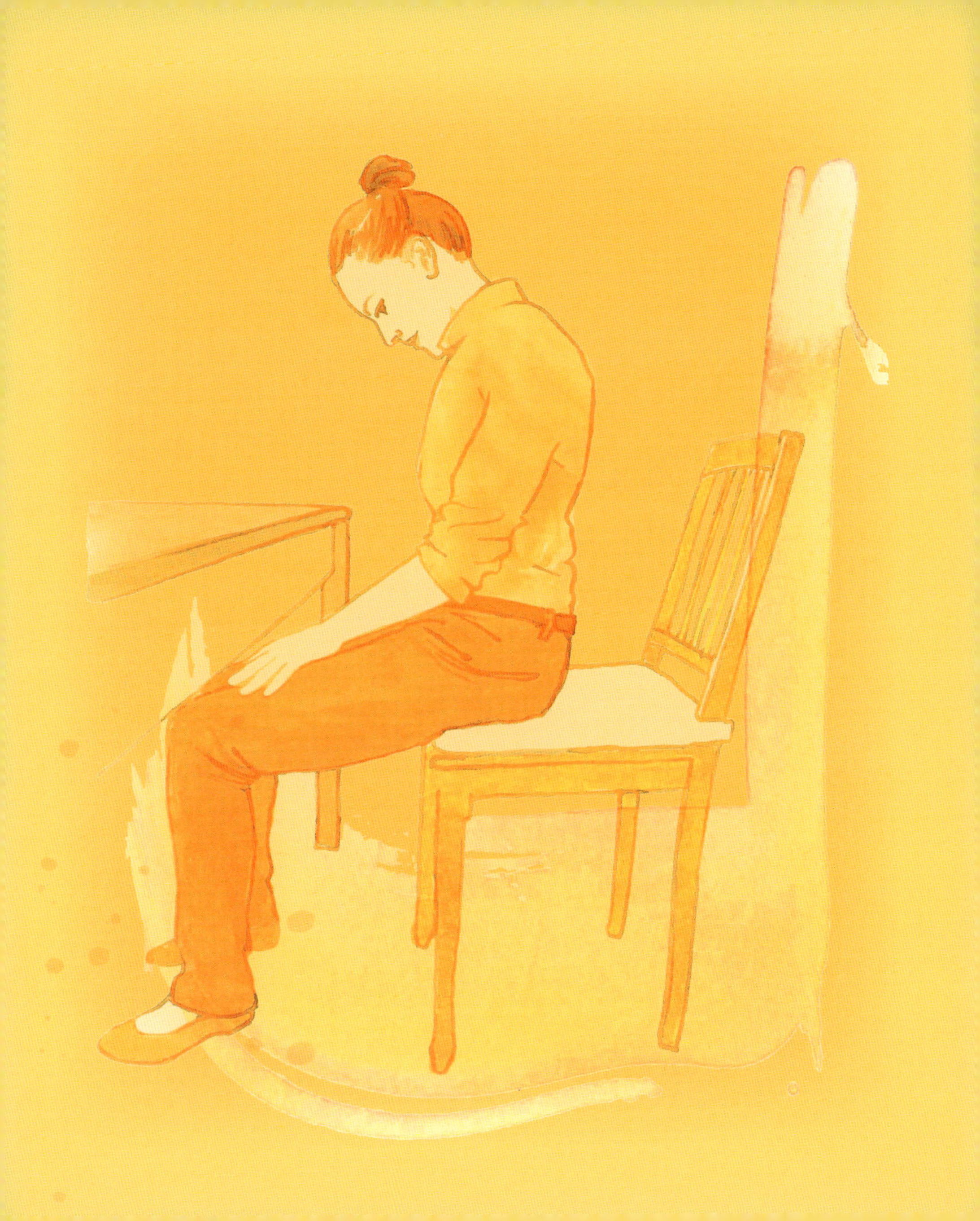

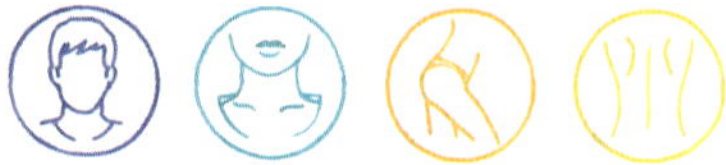

Faire le gros dos

Vous vous sentez complètement à plat et pourtant ***la journée n'est pas terminée****.*
Cet exercice vous permettra de vous vider la tête et d'assouplir votre dos.

1) **Vous pouvez** faire cet exercice soit en position assise, soit en vous tenant debout.

2) **Posez** les mains sur les hanches et inspirez profondément.

3) **Tout en expirant,** arrondissez le haut du dos (comme le ferait un chat). Le bas du dos reste bien droit. Vos mains, qui sont posées sur les hanches, vous permettent de contrôler la posture. Rentrez également le ventre. La tête penche légèrement en avant, de manière automatique.

4) **Maintenez** la posture pendant deux à trois respirations profondes. Respirez par les omoplates. Puis relâchez.

« La vie plus un chat,
cela fait
une somme incroyable. »

Rainer Maria Rilke, poète allemand

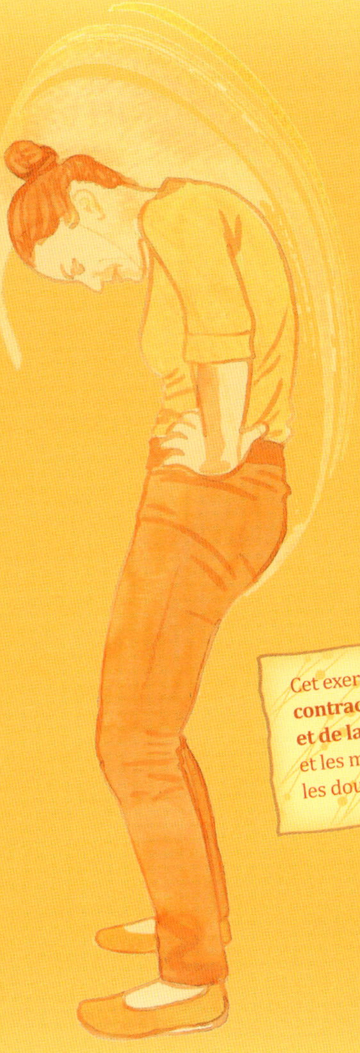

Cet exercice permet de dénouer les **contractures au niveau des dorsales et de la nuque**, et d'apaiser les céphalées et les migraines. Cela vaut aussi pour les douleurs menstruelles légères.

Hula hoop sans cerceau

*Quand vous vous tenez debout devant l'imprimante ou que vous faites la queue au supermarché, n'hésitez pas à **faire des cercles** avec les hanches pour vous détendre et retrouver votre bonne humeur.*

1) **Écartez** les jambes de la largeur des hanches, les pieds parallèles. Répartissez le poids du corps sur les deux pieds.

2) **Placez** les mains sur les hanches. Le dos est bien droit et les épaules sont relâchées.

3) **Fléchissez** légèrement la jambe gauche et basculez le poids du corps sur le pied droit. Poussez la hanche droite vers l'extérieur.

4) **De l'autre côté :** tendez la jambe gauche et fléchissez la jambe droite, basculez le poids du corps sur le pied gauche et poussez la hanche vers l'extérieur.

5) **Lors du changement de côté,** décrivez avec la hanche un tout petit demi-cercle vers l'arrière.

6) **Lors du changement suivant,** faites un petit demi-cercle vers l'avant tout en ramenant le bassin légèrement vers l'avant.

7) **Faites** trois autres cercles dans la même direction, puis quatre autres dans la direction opposée.

8) **Baissez** les bras. Vos documents sont certainement imprimés et vous pouvez déposer vos courses sur le tapis de caisse !

Cet exercice vise à détendre le bas du dos et stimule la circulation du **flux énergétique** dans le corps.

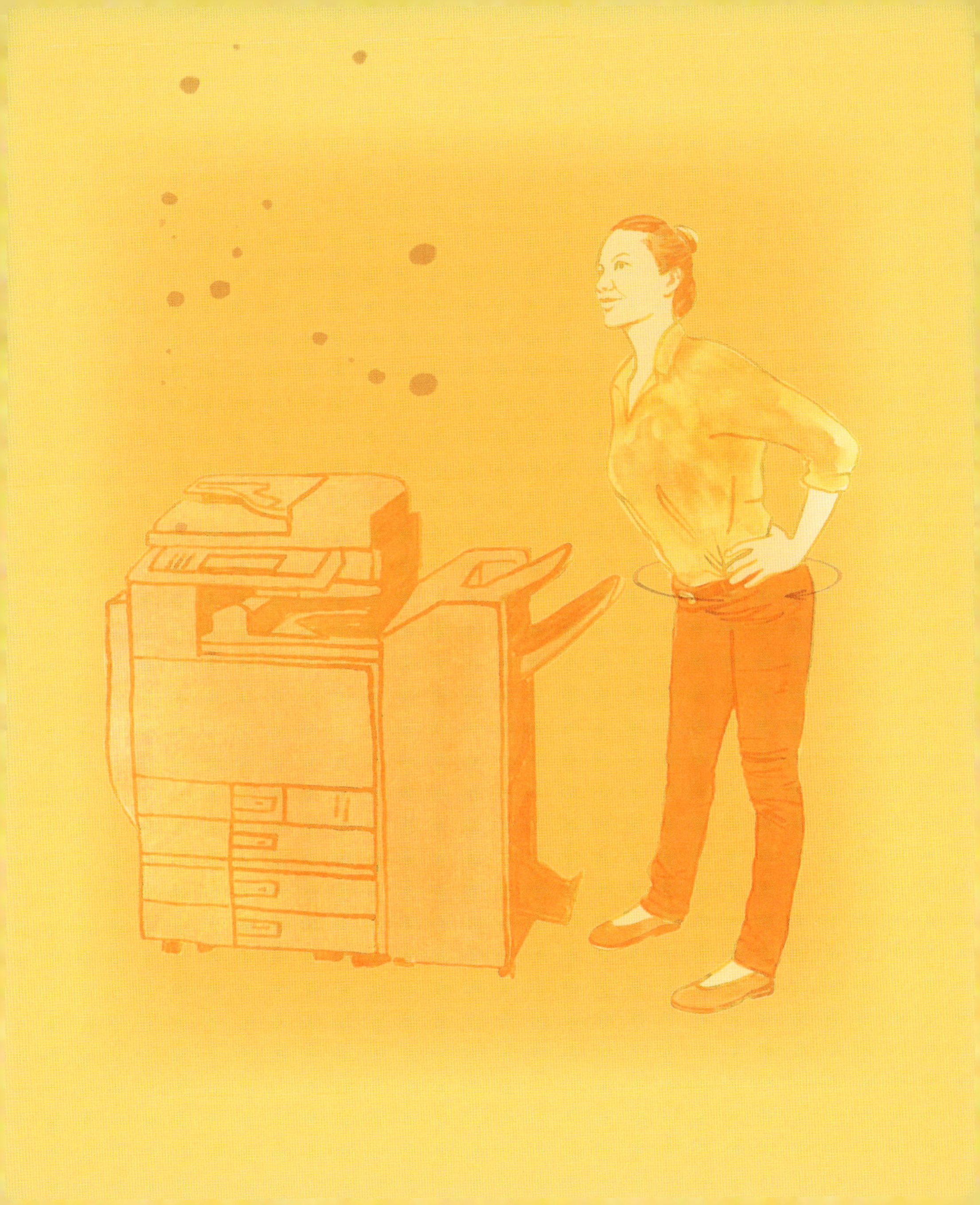

Étirement du bras

Vous devez lire un rapport ou mettre au point un projet, mais vous avez la tête vide ? L'étirement du bras vous permettra de ***laisser libre cours à votre créativité*** *!*

1) **Levez** le bras droit et posez la main sur la nuque. Le coude est orienté vers le plafond.

2) **Puis levez** le bras gauche, prenez dans la main le coude droit et tirez-le en douceur et sans à-coups vers la gauche.

3) **La main droite,** qui est dans la nuque, descend légèrement et accompagne l'étirement.

4) **Évacuez** la tension au niveau des épaules en expirant.

5) **Relâchez,** puis répétez la posture de l'autre côté : levez le bras gauche et posez la main gauche sur la nuque. Le coude gauche est maintenant orienté vers le plafond.

6) **Avec la main droite,** attrapez le coude gauche par le haut et tirez-le doucement et sans à-coups vers la droite.

7) **Respirez** calmement. Relâchez et laissez les bras descendre le long du corps.

« N'est pas libre qui n'est pas maître de lui-même. »

Matthias Claudius, poète allemand

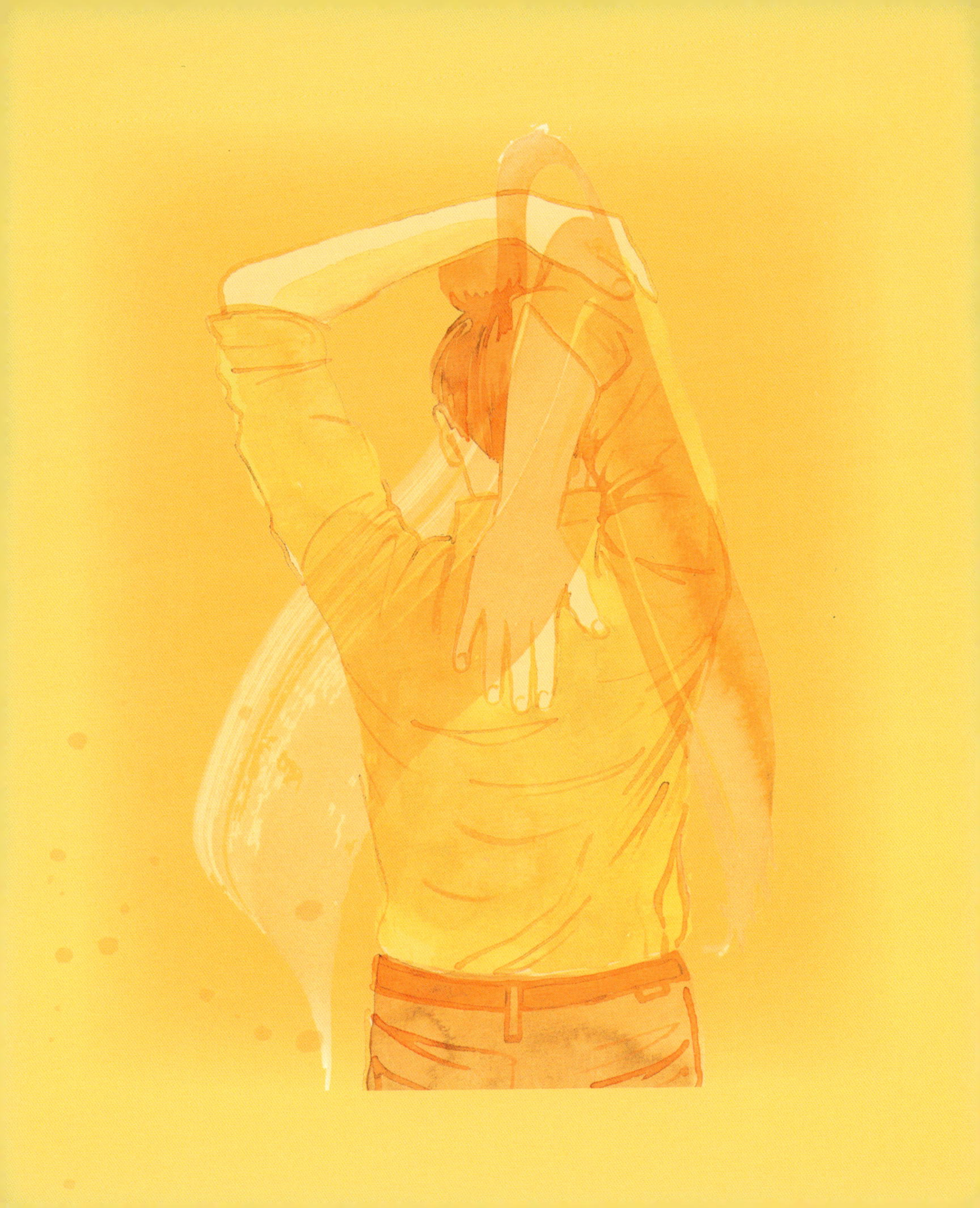

Dans la salle d'attente

Vous êtes en réunion, dans la salle d'attente du médecin ou chez le coiffeur. Profitez-en pour faire travailler vos hanches. ***Vous passerez totalement inaperçu****, car la posture diffère très peu de la position assise classique.*

1) **La jambe gauche** repose sur le sol, fléchie en angle droit.

2) **Posez** la cheville droite sur le genou gauche. Pour être plus précis : le petit creux que vous sentez au-dessus de la cheville droite doit venir se poser juste derrière la rotule.

3) **Laissez** la jambe droite descendre lentement. Prenez part à la réunion ou feuilletez le magazine que vous avez entre les mains. Si besoin est, tenez le genou avec les mains.

4) **Soyez attentif** aux sensations qui se produisent au niveau du genou et de la hanche droite : l'étirement est bénéfique, mais ne doit générer aucune douleur !

5) **Respirez** lentement et calmement. Imaginez que vous respirez par la hanche droite. Le dos reste bien droit. Les ischions sont tous les deux sollicités. Maintenez la posture de 30 à 60 secondes.

6) **Changez** de côté et répétez l'exercice. Vous verrez que vous n'aurez pas les mêmes sensations dans les deux parties du corps.

7) **Faites une suggestion** intéressante pendant votre réunion ou lisez l'horoscope chez le médecin ou le coiffeur. Maintenez la posture aussi longtemps que précédemment.

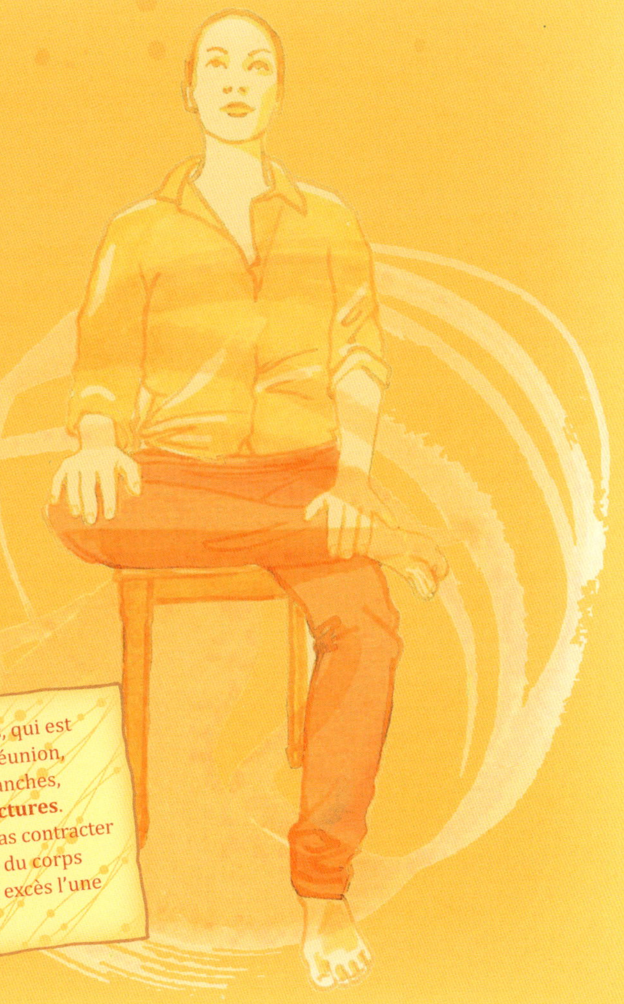

La position jambes croisées, qui est adoptée fréquemment en réunion, n'est pas bonne pour les hanches, car elle génère des **contractures**. Or, il est important de ne pas contracter constamment cette partie du corps et d'éviter de solliciter en excès l'une ou l'autre hanche.

Détente des doigts

Que ce soit sur le téléphone portable ou sur le clavier de l'ordinateur, nous tapons ***des heures durant*** *comme des fous. Rien de tel pour contracter nos mains et nos doigts. Dans certains cas, cela peut même dégénérer en* ***syndrome du canal carpien****.*

1) **Alors que vous êtes** en train de penser à ce que vous allez écrire, écartez les doigts au-dessus du clavier en inspirant profondément.

2) **Si personne** ne vous regarde, ouvrez grand la bouche ou n'hésitez pas à bâiller.

3) **Serrez** les poings.

4) **Relâchez** et remettez-vous à taper.

Variante

Voici une manière d'approfondir l'exercice :

1) **Posez** les mains l'une contre l'autre devant le buste comme pour une prière, puis faites des cercles doux et lents avec les poignets.

2) **Tendez** les bras devant vous et laissez les mains pendre.

3) **Changez** d'horizon : laissez votre regard se perdre dans le lointain, au-delà de l'écran de l'ordinateur. Cela fera travailler vos yeux et les soulagera.

Si vous êtes encore **en panne d'idées**, éteignez l'ordinateur et faites une pause : rentrez chez vous ou mettez-vous au lit !

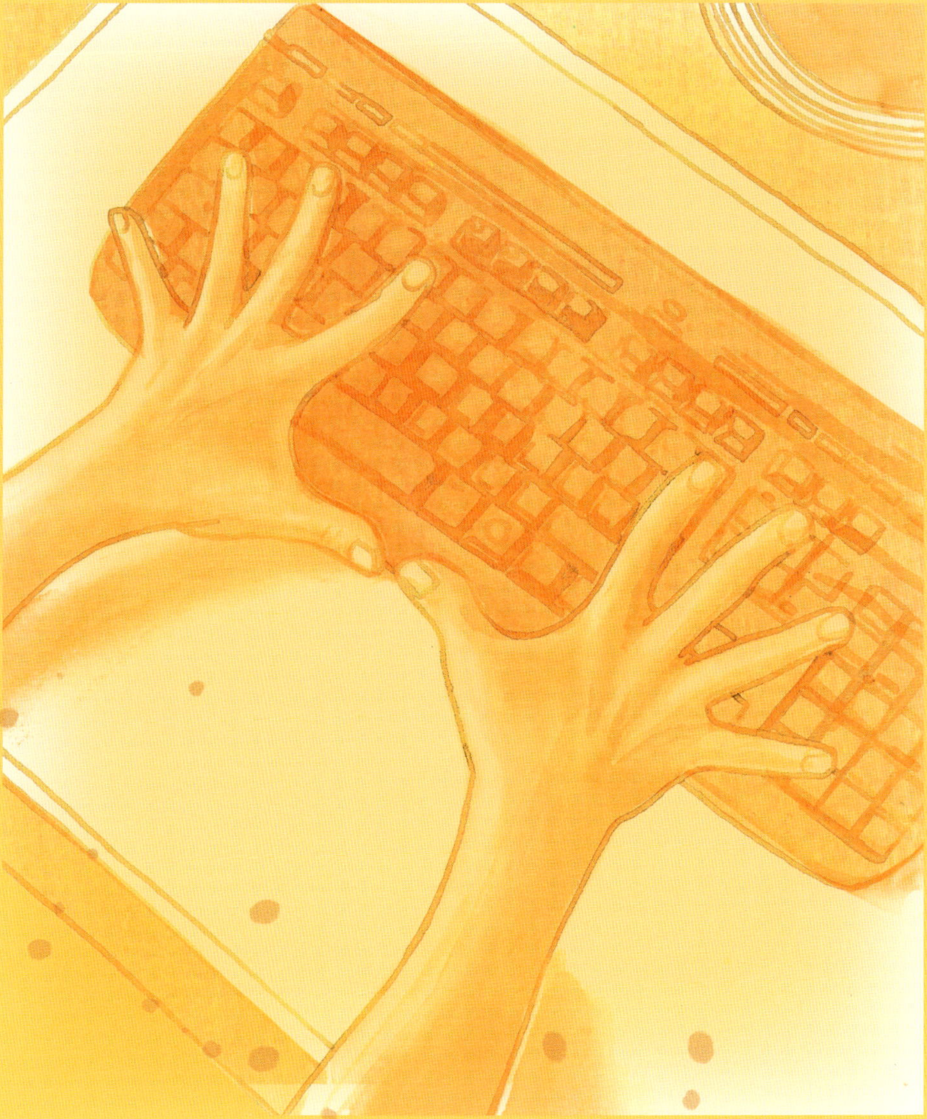

Lifting rapide

*Pour **évoluer professionnellement**, il faut soigner son apparence.*
En vous aidant de vos doigts, dénouez les tensions du visage !

1) **Posez** les coudes sur la table et appuyez la tête sur le bout des doigts.

2) **Massez** l'articulation maxillaire.

3) **Massez** ensuite la mâchoire inférieure et le menton.

4) **Massez** les joues et les tempes.

5) **Pensez** à bien relâcher les épaules tout du long.

« Toute personne a un charme dans le visage qui plaît à quelqu'un. »

Friedrich Hebbel, poète allemand

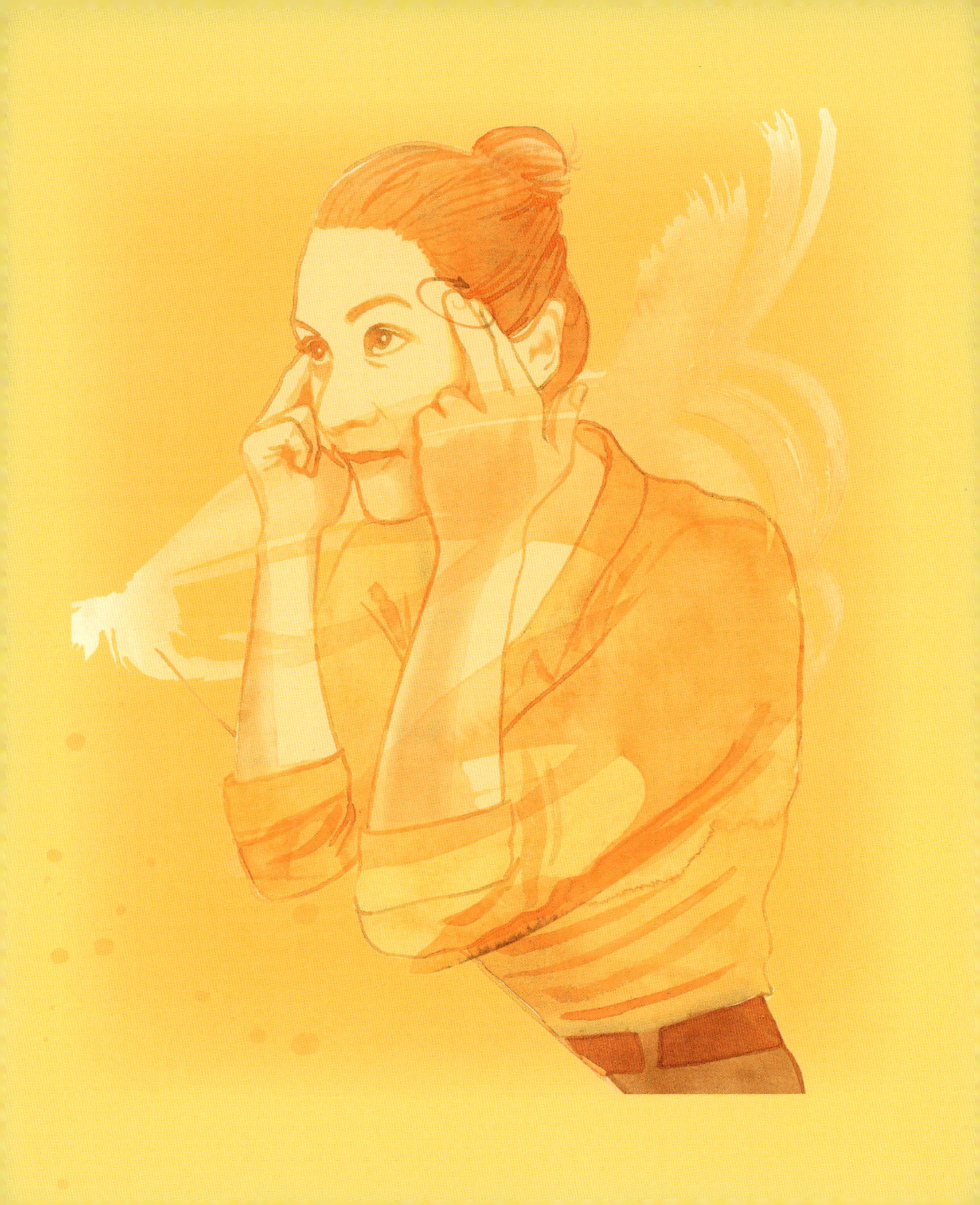

Contre-indication

Tenons tête à cette tendance illusoire qui prône ***la détente à tout prix*** *!*
Il peut être très relaxant de ne pas avoir à se détendre.

1) **Vous êtes** stressé, tendu ou très énervé ?

2) **D'accord.**

3) **Inspirez** profondément. En expirant, faites en sorte de... ne rien faire du tout. Une chose est sûre, vous n'essaierez pas de vous détendre.

4) **Les choses** restent en l'état. Vous ne faites que résister à la tendance générale stressante qui prône la détente. Et c'est bien là votre droit !

Contre-intuitif ? Peut-être ! Contre-productif ? En aucun cas ! Le yoga vise à lutter contre les extrêmes : il n'y a pas de moments de détente parfaits. Il s'agit juste d'**avancer pas à pas sur un chemin**, dont l'objectif est de le parcourir. La détente forcée est aussi peu réaliste que de se contraindre à dormir. Celui qui n'est pas dans la contrainte parvient à se relaxer beaucoup plus facilement.

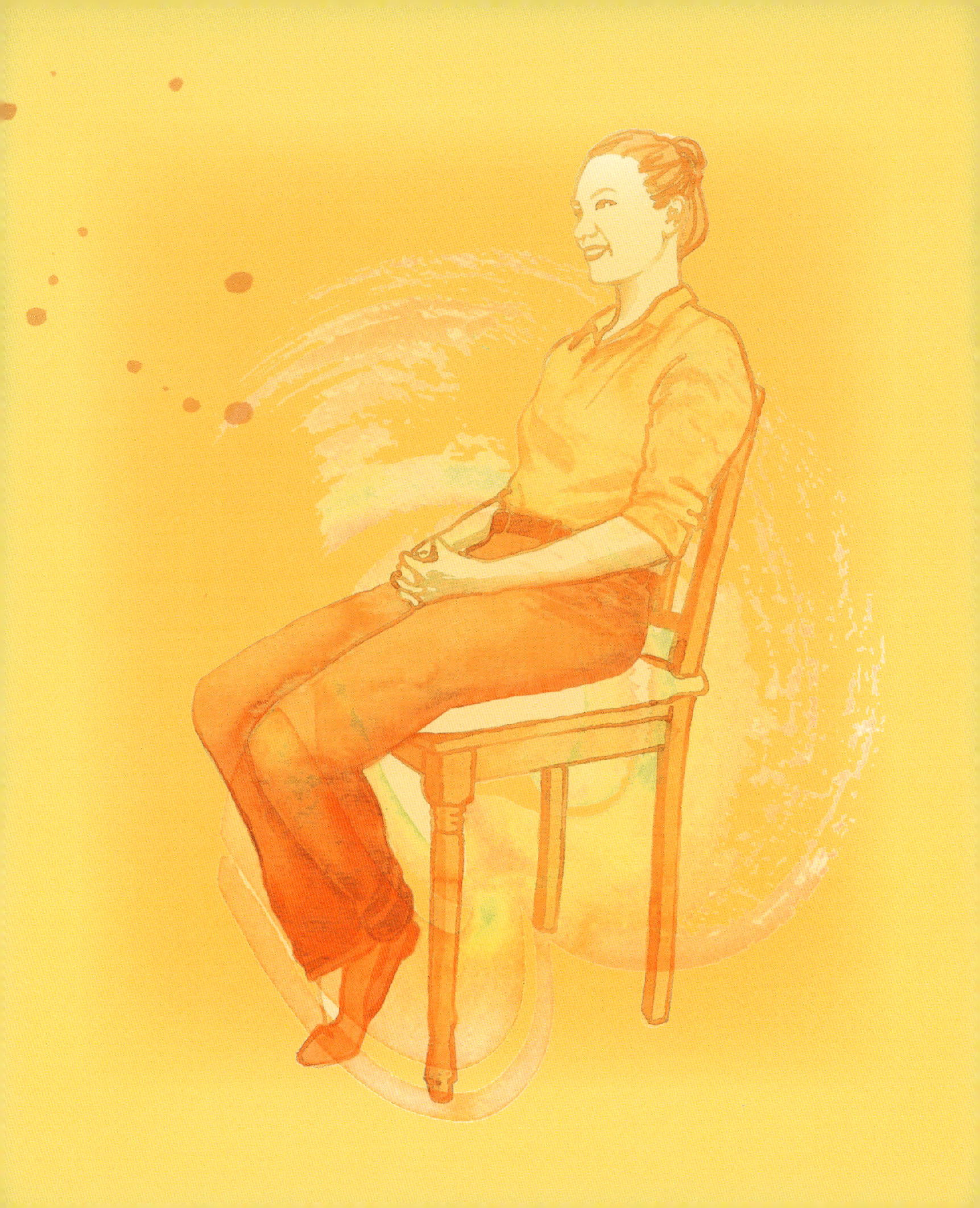

Tout simplement divin

Rester cinq minutes de plus sous la couette : *le rêve ! C'est ce que l'on se dit tous les matins. Exploitez au mieux ces moments au lit.*

1) **Vous êtes** sur le lit, allongé sur le dos ; les jambes sont fléchies et les genoux orientés vers le plafond. Glissez, si besoin, un petit coussin sous les lombaires pour en faciliter la détente.

2) **Laissez** descendre les genoux sur les côtés, les pieds se rejoignent.

3) **Faites** plusieurs respirations en restant dans cette position. Profitez-en pour penser à la journée passée ou à celle qui vous attend : qu'est-ce qui était positif ou le sera ? À quoi vous êtes-vous intéressé en particulier, ou sur quoi allez-vous vous concentrer ?

4) **En vous aidant** des mains, ramenez les genoux. Tournez-vous sur le côté, puis levez-vous.

« Quand on ne trouve pas son repos en soi-même, il est inutile de le chercher ailleurs. »

François de la Rochefoucauld, écrivain français

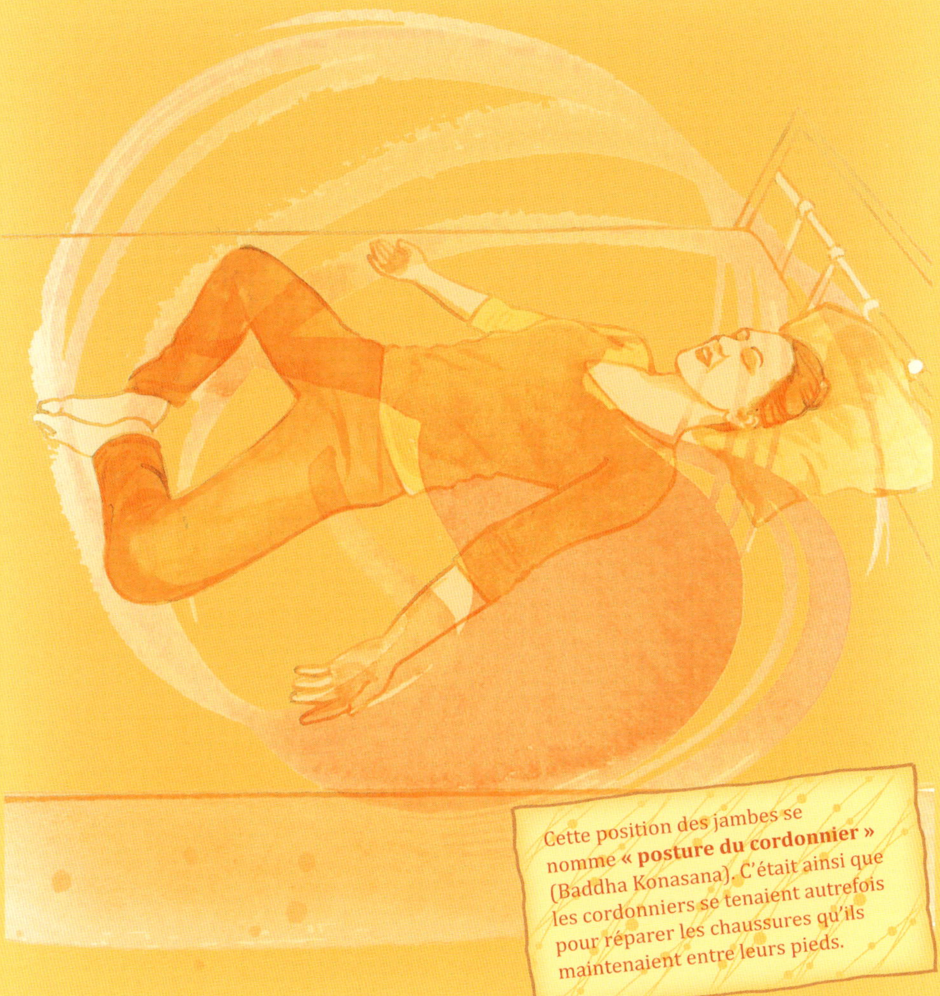

Cette position des jambes se nomme **« posture du cordonnier »** (Baddha Konasana). C'était ainsi que les cordonniers se tenaient autrefois pour réparer les chaussures qu'ils maintenaient entre leurs pieds.

Détente profonde

*Parfois, on n'a qu'une envie : **se détendre**. Cette astuce vous permettra d'y parvenir beaucoup plus facilement !*

1) **Allongez-vous** sur le dos pour lire ou écouter de la musique, dans votre canapé ou sur votre lit.

2) **Placez** un coussin ou une couverture enroulée sous les genoux.

3) **Détendez** complètement les jambes et le bas du dos !

« Les plus grands événements ne sont pas nos heures les plus bruyantes mais nos heures les plus silencieuses. »

Friedrich Wilhelm Nietzsche, philosophe allemand

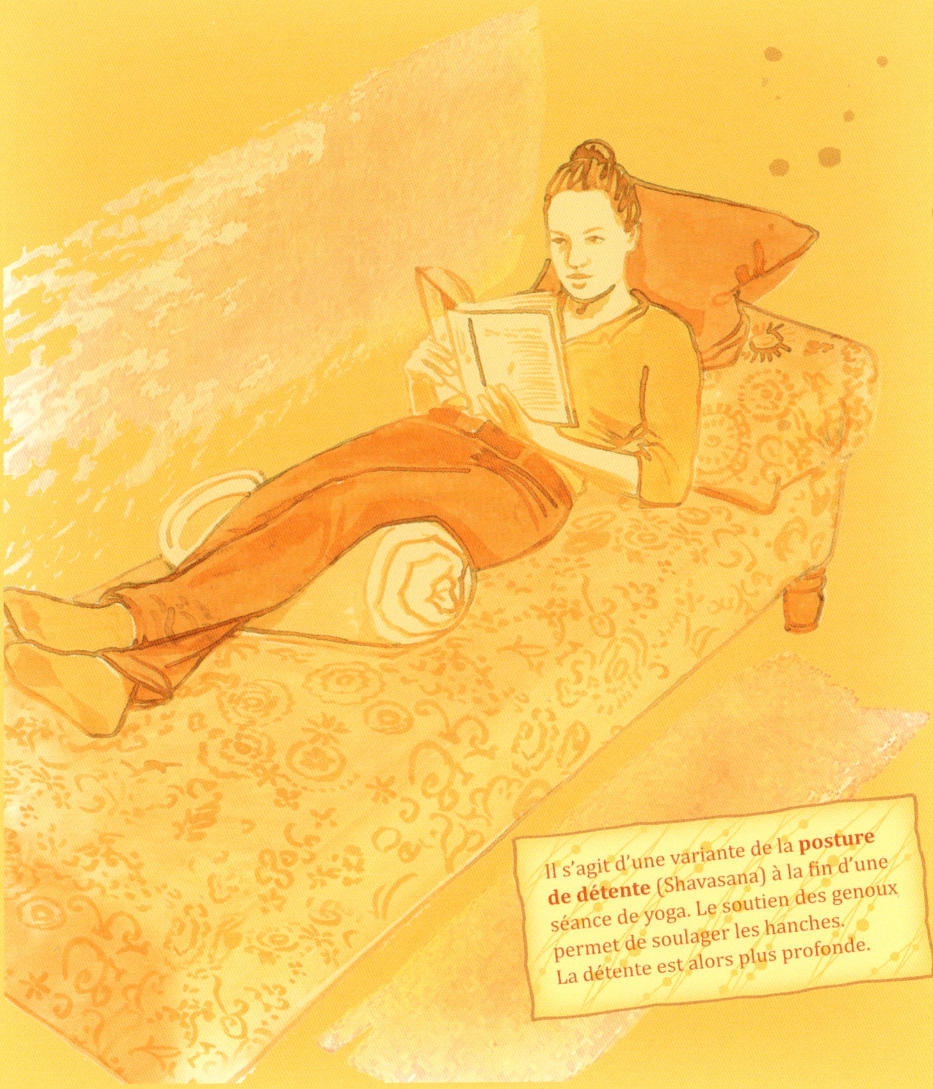

Il s'agit d'une variante de la **posture de détente** (Shavasana) à la fin d'une séance de yoga. Le soutien des genoux permet de soulager les hanches. La détente est alors plus profonde.

Haute tension minimale

Comment dénouer les contractures musculaires désagréables ?
Tout simplement en ***exagérant la posture****, puis en la relâchant.*

1) **Soyez** attentif à ce que vous ressentez dans votre corps. À quel endroit se situent les contractures ? En position assise, on les perçoit souvent au niveau des épaules, mais quand on est allongé, on les sent plutôt au niveau des lombaires.

2) **Contractez** plus fortement cette partie du corps (et uniquement celle-ci). Montez les épaules le plus haut possible ou bien serrez les fesses.

3) **Dans la mesure du possible,** maintenez la posture pendant deux ou trois respirations.

4) **Relâchez** en expirant et profitez de la détente profonde qui en résulte. Soyez attentif à la sensation générée par les épaules qui descendent ou par le poids du corps qui s'enfonce dans le matelas ou le sol.

5) **Inspirez** puis expirez au moins une fois très profondément. Cela ressemble à un soupir de bonheur.

Il s'agit d'une mini-version de la **détente musculaire progressive** avec laquelle certains professeurs de yoga commencent la séance ou la terminent.

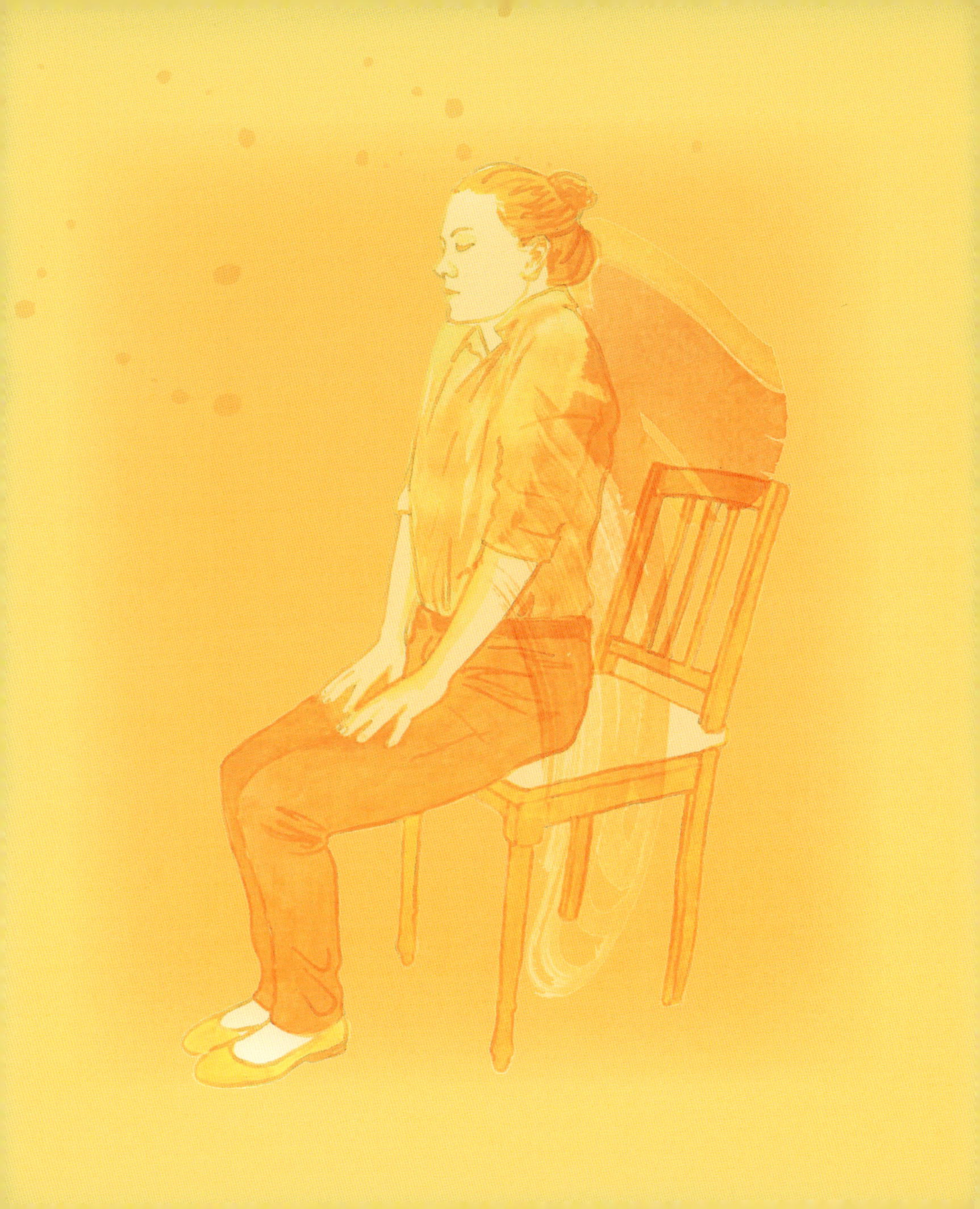

Clarté

Connaissez-vous ce sentiment ? La liste des choses à faire aujourd'hui, la semaine prochaine ou le mois prochain est si longue que vous préféreriez courir vous réfugier sous la couette ! Posez-vous plutôt les questions suivantes : que faut-il faire en premier ? Qu'est-ce qui compte pour moi dans la vie ? Comment harmoniser mes désirs avec la réalité ? Dans la croyance bouddhiste, les exercices de yoga constituent l'étape qui précède l'illumination méditative. Ils peuvent donc vous aider à trouver les réponses qui sont adaptées à votre situation.

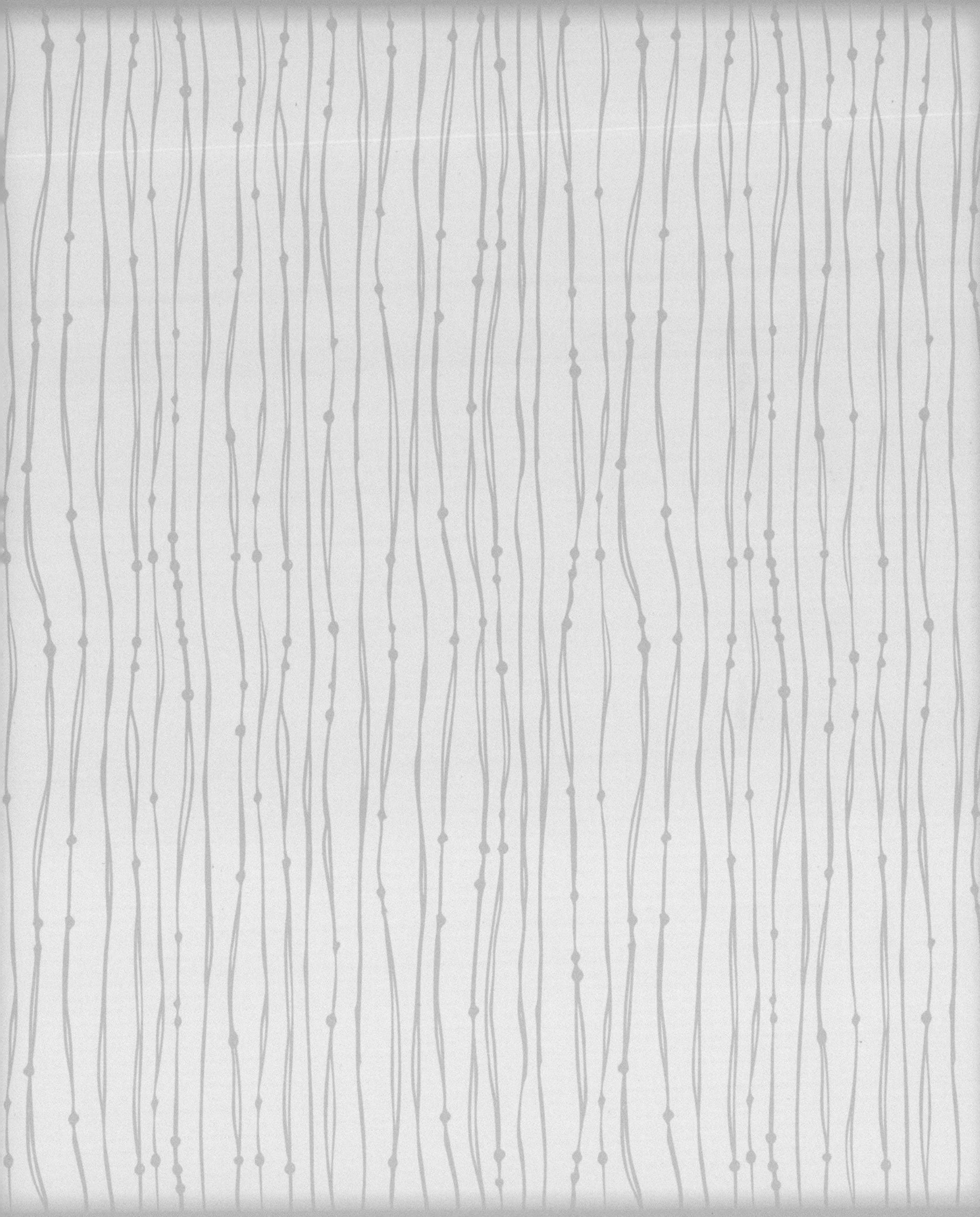

Respirer calmement

Le petit est malade, les problèmes se multiplient au travail, l'avion a décollé sans vous, les embouteillages vous mettent en retard… Ce sont rarement les crises d'angoisse qui manquent au quotidien. ***Que faire ?***

1) **C'est moins simple** qu'il n'y paraît : respirez. Longuement et profondément.

2) **Retenez** brièvement votre respiration et rentrez le ventre.

3) **Expirez** à nouveau avec lenteur.

4) **Répétez** l'exercice plusieurs fois à votre rythme.

Certes, après l'exercice, les choses seront comme avant. Mais elles vous paraîtront **moins insurmontables**.

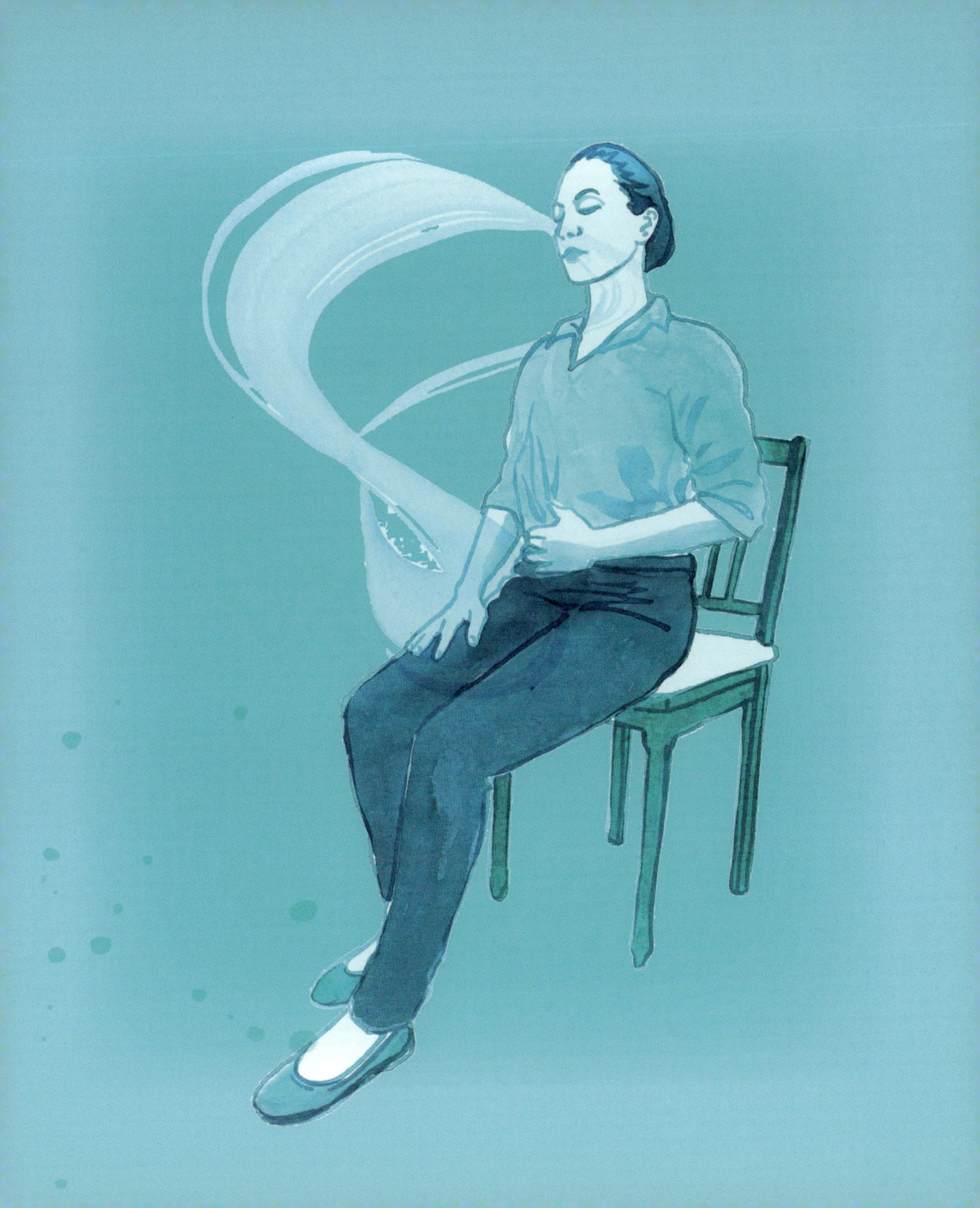

Un petit oiseau

Voici un exercice amusant qui peut vous aider à ***remettre vos idées au clair*** *quand vous avez du mal à vous concentrer ou que vous êtes trop préoccupé par les soucis.*

1) **Formez** un « O » avec les lèvres.

2) **Faites** cinq respirations rapides à travers votre petit « bec d'oiseau ».

3) **Si vous le pouvez**, ouvrez grand les yeux.

4) **Relâchez** les lèvres et les paupières en expirant profondément. Profitez de cette bouffée d'oxygène.

« À quoi sert la liberté de pensée si elle ne produit point la liberté d'action. »

Jonathan Swift, écrivain irlandais

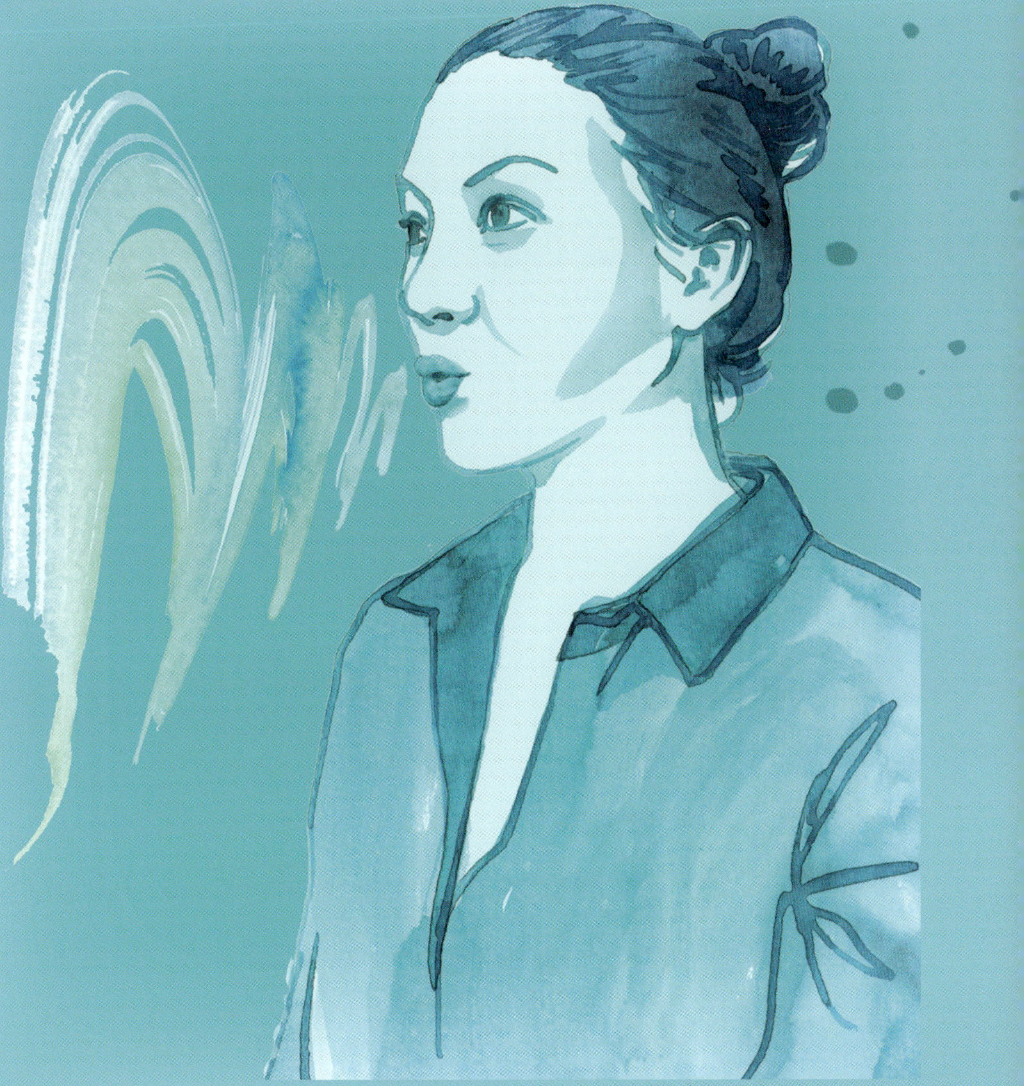

Petite aide pour y voir plus clair

Encore une journée stressante. Trop de choses à faire et pas assez de temps. Ce ***petit exercice d'acupression*** *peut vous permettre d'éviter les céphalées qui viendront couronner le tout.*

1) **Posez** les index juste au-dessus des sourcils. Fermez les yeux.

2) **Pressez** les doigts contre le front. Maintenez la pression.

3) **Fermez** les yeux et respirez profondément et calmement : inspirez, expirez. Inspirez, expirez.

4) **En expirant**, relâchez complètement les épaules.

5) **Faites** au moins cinq respirations profondes avant d'ôter les doigts du front sur l'inspiration. Ouvrez lentement les yeux.

Quand vous êtes devant votre bureau et que les coudes viennent prendre appui dessus, vous donnez l'impression, en faisant cet exercice, de **réfléchir** à un problème important.

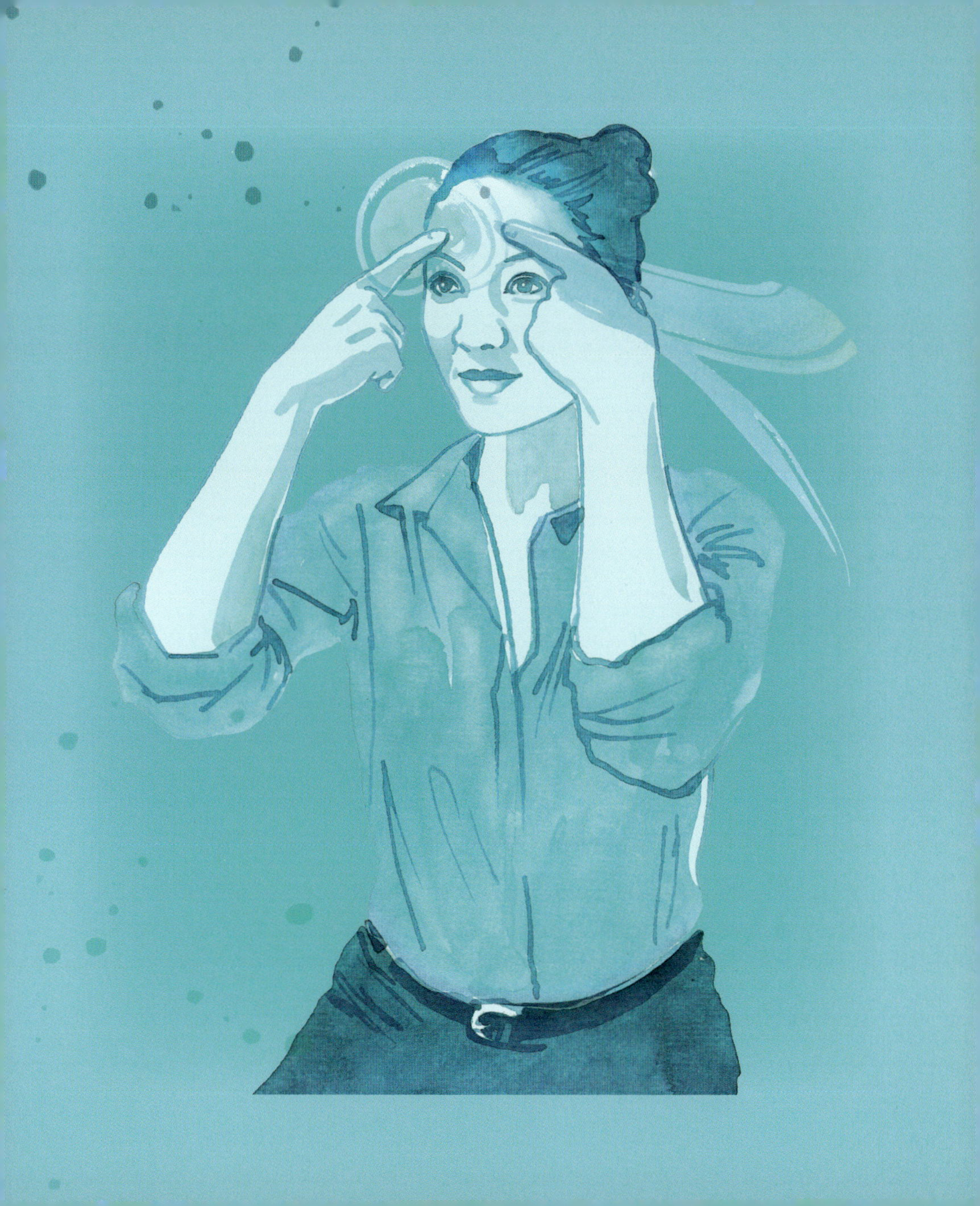

Travail des yeux

Vous êtes resté trop longtemps ***les yeux fixés sur l'écran ?***
Cet exercice simple vous sera très utile !

1) **Regardez** au loin par-dessus l'ordinateur (de préférence par la fenêtre).

2) **Fixez** maintenant votre regard sur un objet proche, vos mains ou votre clavier, par exemple.

3) **Regardez** à nouveau l'objet qui est le plus éloigné dans votre champ de vision.

4) **Fixez** de nouveau un objet tout proche de vous, par exemple le nom de la marque qui se trouve sur le bord de votre écran ou votre clavier.

5) **Inspirez,** puis expirez lentement.

Variante

1) **Vous pouvez** également faire cet exercice au grand air. Tendez un bras et levez le pouce.

2) **Faites** maintenant des « bonds » du regard de votre pouce au paysage qui s'étend devant vous, et inversement. Répétez l'exercice plusieurs fois.

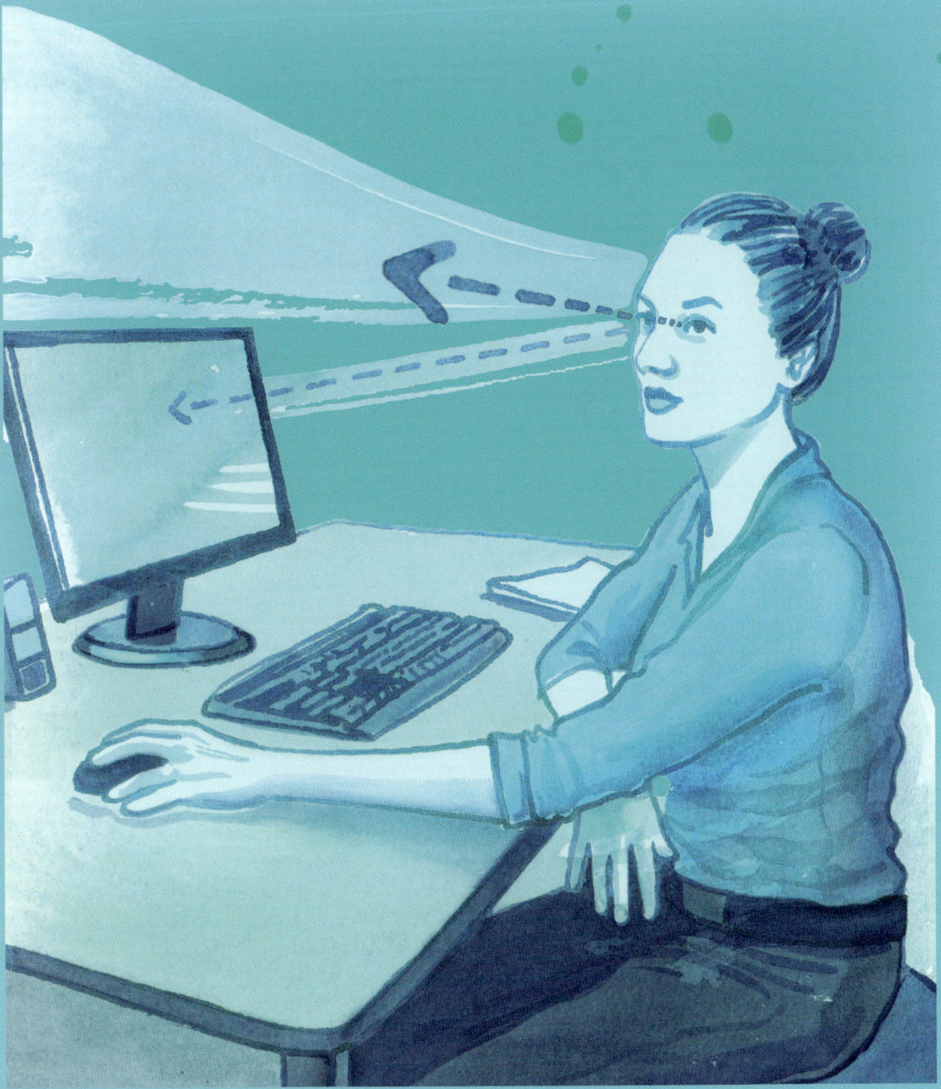

Tourner de l'œil

*Petit exercice qui favorise la **détente des globes oculaires** pour continuer à tout avoir à l'œil. (Pas vraiment) idéal lors des réunions en présence de collègues que l'on n'apprécie pas.*

1) **Regardez** avec les deux yeux fixement vers la gauche.

2) **Puis**, sans tourner la tête, regardez vers la droite. Vers la gauche, puis vers la droite.

3) **Regardez** maintenant avec les deux yeux vers le haut, toujours sans bouger la tête. Puis vers le bas. Vers le haut. Puis vers le bas.

4) **Répétez** l'exercice plusieurs fois.

5) **Terminez** l'exercice quand vous le souhaitez. Vous pouvez également faire un cercle avec votre regard : vers la gauche, vers le bas, vers la droite, vers le haut, puis de nouveau vers la gauche. Pour finir, faites l'exercice dans le sens inverse. Fermez les yeux, si possible, un petit instant, pour profiter des bienfaits de l'exercice.

« Tout ce que tu peux voir a ses racines dans le monde invisible. Si les formes changent, l'essence reste la même. »

Roumi, poète persan

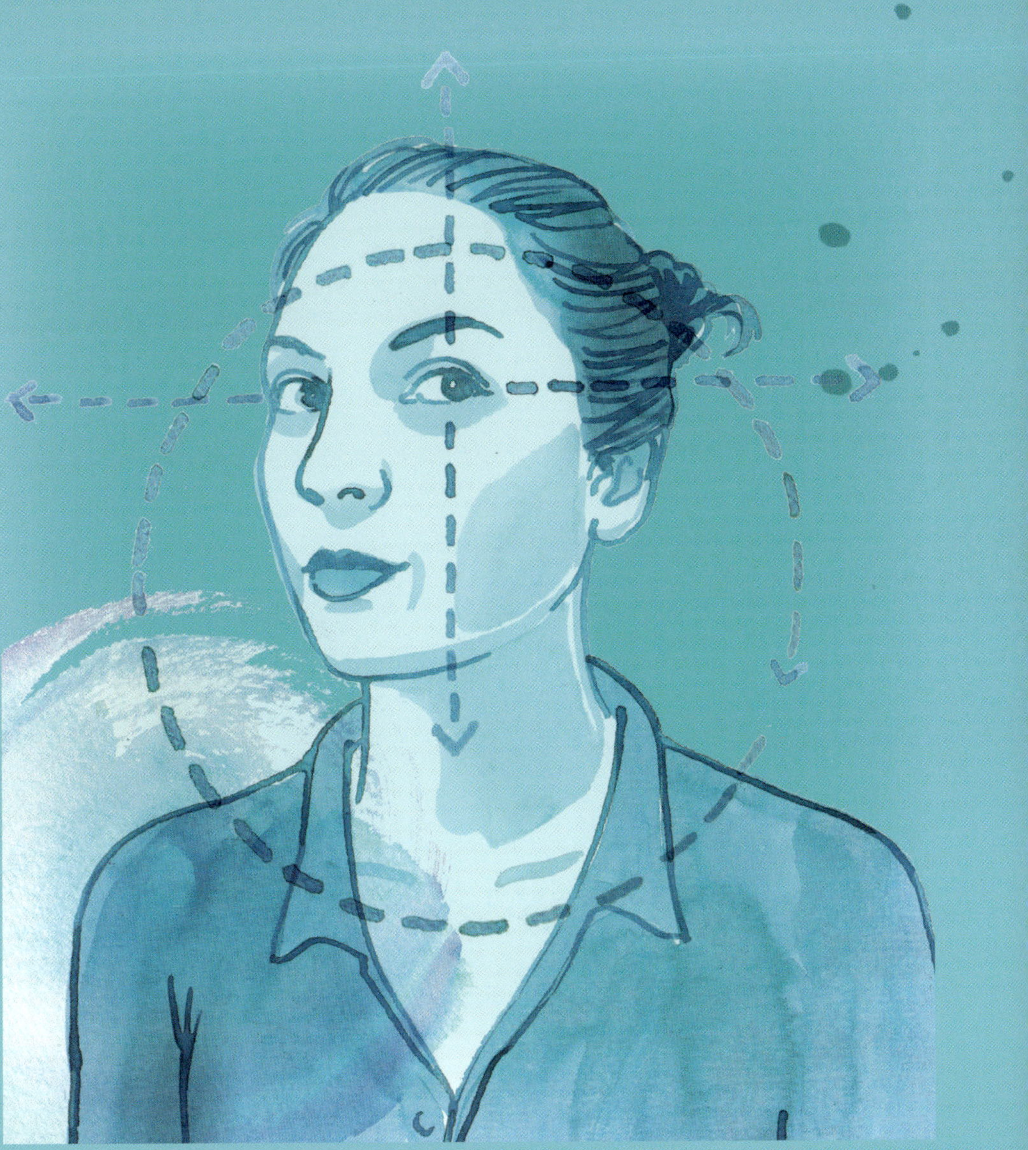

Un peu de ménage...

*Certains jours, nous tentons dix fois d'ouvrir la porte avec la mauvaise clé avant de **réaliser notre erreur**. Cet exercice vous aidera à changer les choses !*

1) **En faisant** la vaisselle dans l'évier, pensez à employer les poignets et les doigts en toute conscience.

2) **Prenez** conscience de la forme de l'assiette, de la casserole et du verre.

3) **Soyez attentif** à vos sensations et à ce que vous êtes en train de faire.

Variante

1) **Nous pouvons** avoir un regard attentif sur les choses du quotidien que nous avons tendance à remettre au lendemain ou que nous faisons machinalement, par exemple passer l'aspirateur, tondre la pelouse, se coiffer les cheveux, se brosser les dents...

2) **Concentrez-vous** sur les mouvements que vous faites. Votre cerveau se focalisera ainsi sur l'instant présent (et vous assouplirez vos articulations au passage).

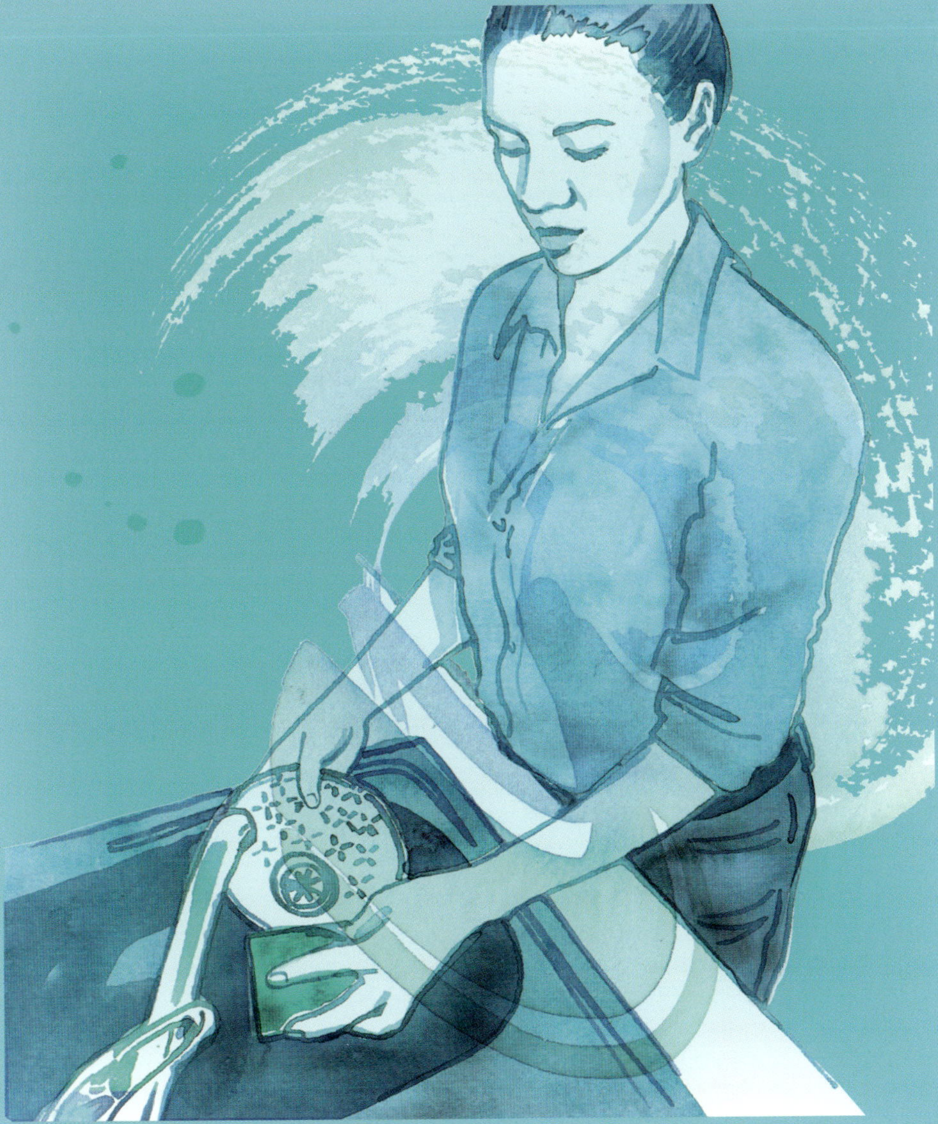

Bonbon à la menthe pour l'âme

La respiration ***apporte de l'énergie*** *au corps. Pendant que vous lisez vos e-mails ou que vous attendez un appel, mettez le turbo !*

1) **Expirez** par le nez.

2) **Fermez** la narine droite avec le pouce de la main droite et inspirez par la narine gauche.

3) **Fermez** la narine gauche avec l'index de la main droite avant d'expirer, puis d'inspirer une nouvelle fois par la narine droite.

4) **Changez de côté :** fermez la narine droite et expirez, puis inspirez une nouvelle fois par la narine gauche.

5) **Changez de côté :** fermez la narine gauche, expirez par la narine droite, puis inspirez par la narine droite, et ainsi de suite. Expirez, puis inspirez toujours par une même narine avant de changer de côté.

6) **Poursuivez** cette respiration aussi longtemps qu'il vous plaira. Six répétitions (ce qui fait douze respirations) suffisent pour en percevoir les effets.

La **« respiration alternée »** (Anuloma Viloma ou Nadi Shodhana) confère énergie et fraîcheur. Elle apaise les nerfs et permet de se prémunir contre les angoisses et la dépression dans la durée.

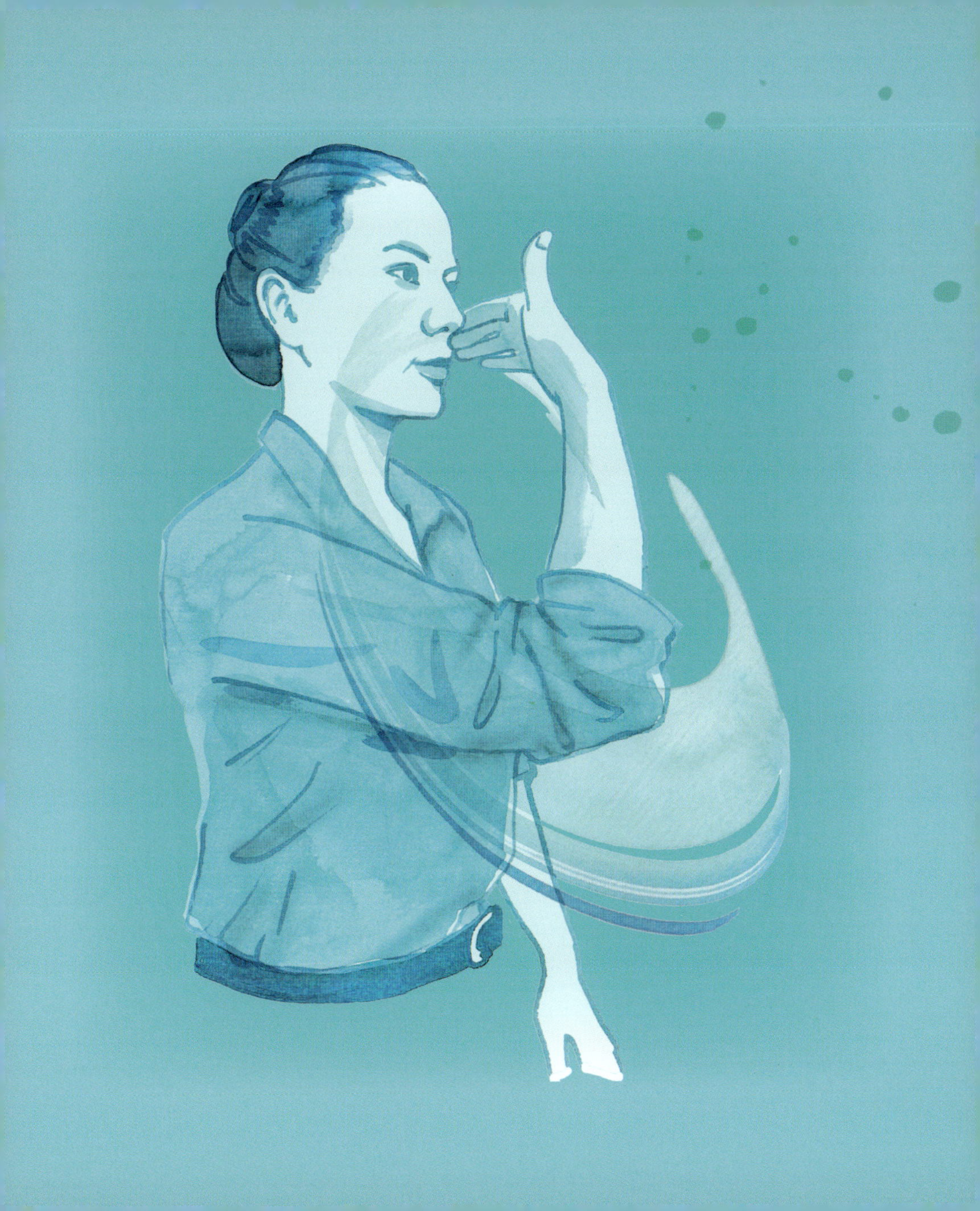

Ouverture de la cage thoracique

Un petit exercice pour aider ceux qui passent ***de longues journées assis*** *devant leur bureau.*

1) **Faites** une respiration profonde.

2) **Sur l'inspiration suivante,** passez les mains derrière le dossier de la chaise.

3) **Maintenez** la posture pendant plusieurs secondes. Votre cage thoracique s'ouvre.

4) **Si vous le souhaitez,** croisez les doigts et tendez les bras un peu plus en arrière pour intensifier l'étirement.

5) **Relâchez** les bras et les mains en expirant.

6) **Remettez-vous** au travail.

« Ce ne sont pas les heureux qui sont reconnaissants, mais les reconnaissants qui sont heureux. »

Francis Bacon, philosophe anglais

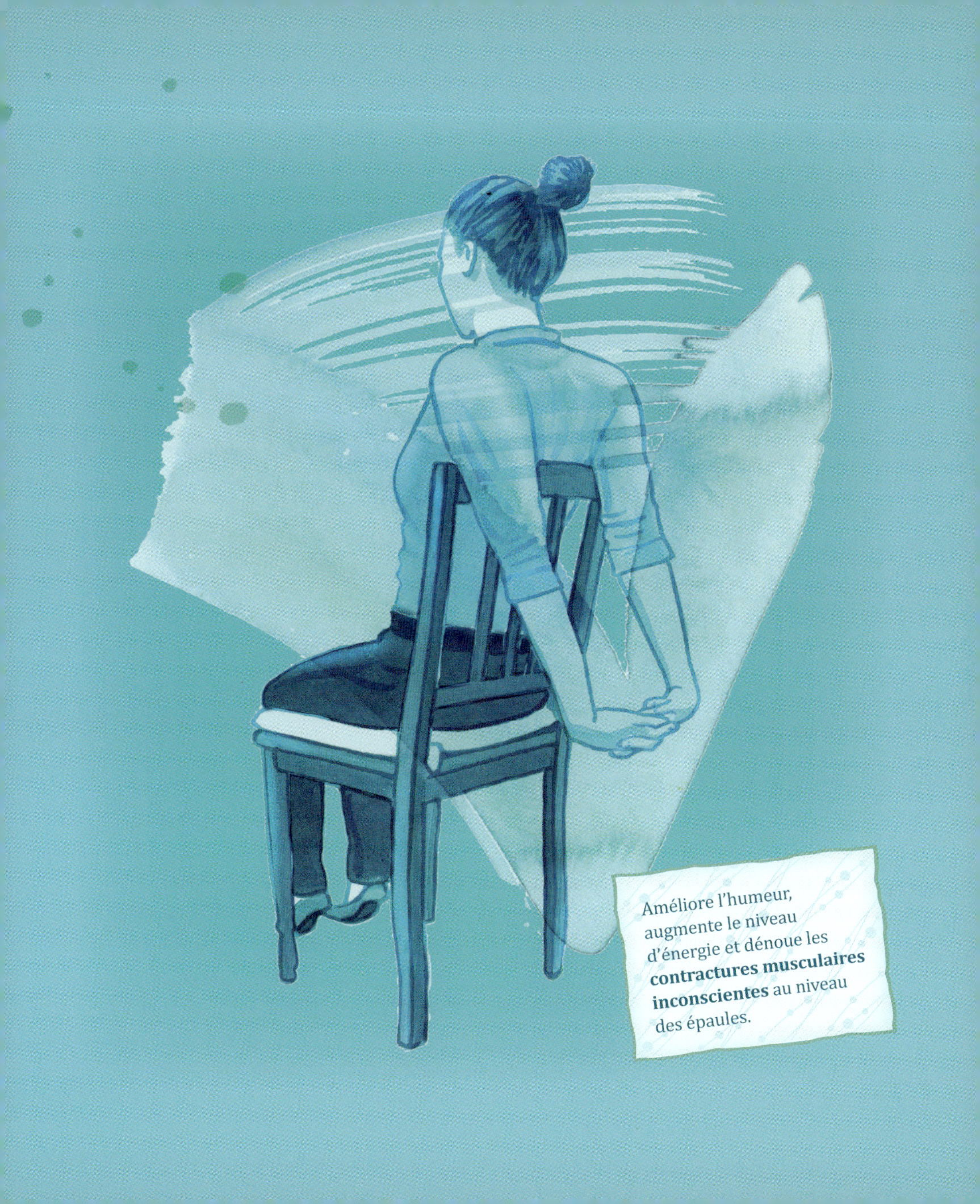

Améliore l'humeur, augmente le niveau d'énergie et dénoue les **contractures musculaires inconscientes** au niveau des épaules.

Ventre, jambes, fesses au bureau

Un seul exercice suffit à faire ***travailler la moitié du corps****.*
Faites-le pendant les brainstormings ou les discussions.

1) **Asseyez-vous** sur le côté de la chaise. Pour des raisons de sécurité, faites l'exercice sur une chaise sans roulettes.

2) **Placez** les mains sur le bord supérieur de l'assise.

3) **En inspirant,** penchez le buste en arrière jusqu'à ce que vos bras se tendent. Le buste est droit et les pieds restent posés sur le sol. Maintenez la posture en vous aidant des abdominaux et des muscles du dos.

4) **Respirez** calmement.

5) **Redressez-vous** sur l'expiration.

6) **Répétez** l'exercice si vous le souhaitez ou bien prolongez la posture sur plusieurs respirations.

Fait travailler les abdominaux, les muscles du dos et des jambes. Et améliore l'humeur ! Variante de la **posture du bateau** (Navasana), pendant laquelle les jambes et le buste forment un V.

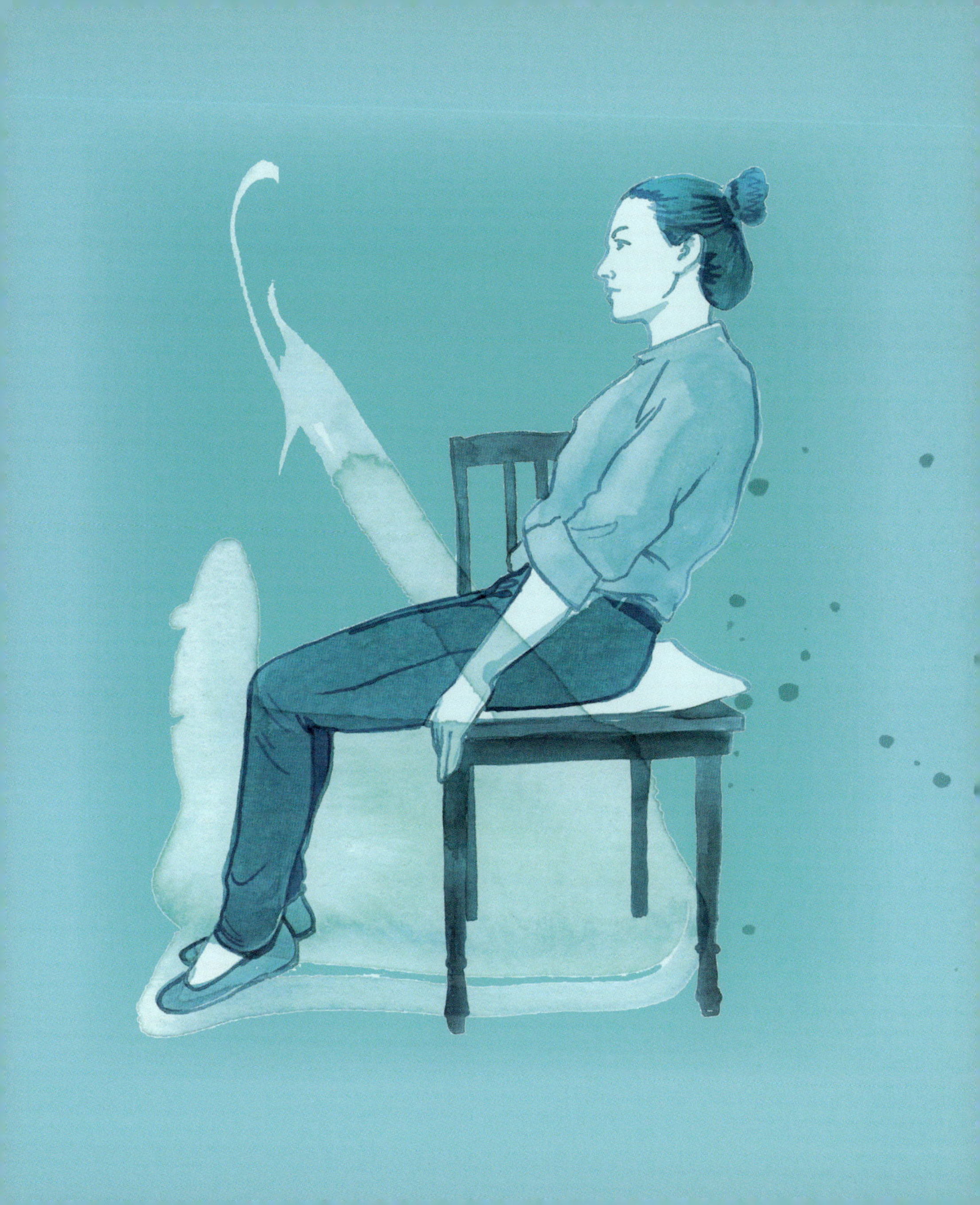

S'entraîner à ne rien faire

*Le yoga, ce n'est pas seulement la pratique d'exercices physiques, mais c'est aussi une **stimulation mentale** qui nous apprend à appréhender l'existence de manière détendue et dynamique.*

1) **Choisissez** l'un des moyens de compensation auxquels vous avez souvent recours (par exemple le café, les chips ou le shopping) et déterminez sur quelle durée vous souhaitez y renoncer.

2) **Chaque fois** que vous voulez vous saisir de cette « canne », vous pouvez percevoir le « lien intérieur » qui vous unit à ce comportement. Et peut-être aussi la frustration que vous éprouvez à l'idée de devoir y renoncer un certain temps.

3) **Respirez** profondément et tentez de supporter ce sentiment (sans remplacer les chips par de la crème glacée ou la télévision par Internet). Le plus souvent, ce besoin disparaît de lui-même. Parfois, nous prenons même conscience de ce dont nous voulions réellement nous détourner. Un exercice qui nous permet donc à chaque fois de nous connaître un peu mieux.

4) **Cet exercice** a cela de formidable qu'il nous permet de profiter pleinement et en toute conscience de la première tasse de café, des chips ou de la nouvelle robe dont nous nous sommes passés pendant un certain temps. Une prise de conscience efficace !

Cet exercice est efficace au-delà du quotidien. L'**ascèse** (Tapas) est l'un des éléments qui nous conduisent sur le chemin de l'illumination. Mais il y a aussi de la place dans le monde pour le renoncement au renoncement.

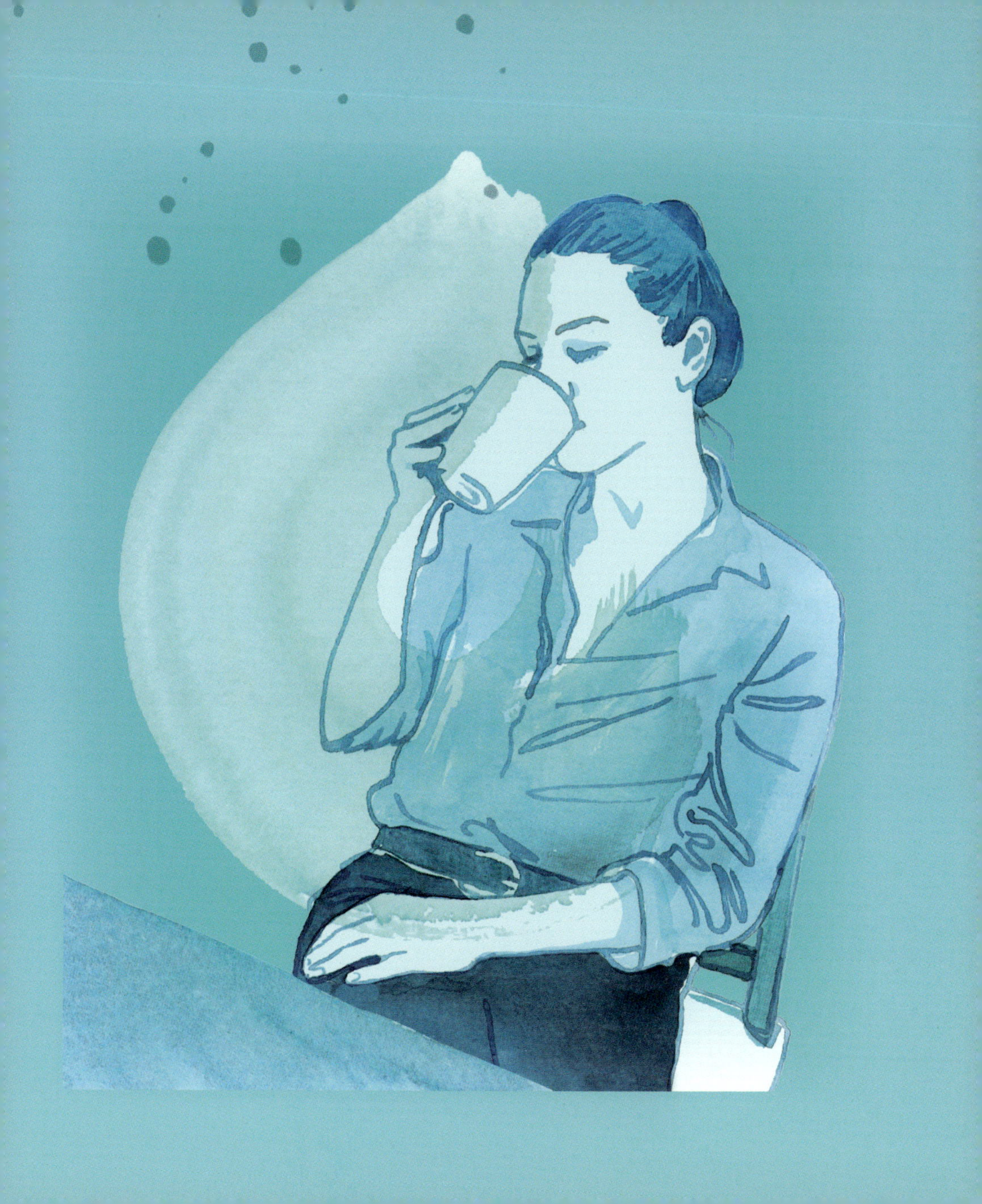

Un coup de fil qui tire en longueur

Votre mère vous parle une nouvelle fois ***pendant des heures*** *de son club de bridge ? Profitez-en pour étirer le bas du dos et vous féliciter pour* ***votre patience*** *!*

1) **Asseyez-vous** sur le sol. Tendez la jambe droite vers la droite. Ramenez la jambe gauche de manière à ce que le pied gauche soit en contact avec la face interne de la cuisse droite. Laissez tomber le genou gauche sur le côté de sorte que la plante du pied gauche entre en contact avec la face interne de la cuisse droite.

2) **Prenez** le téléphone dans la main droite (les écouteurs sont plus adaptés). Redressez le dos. Tournez légèrement le buste au niveau des hanches vers la droite de manière à regarder en direction de votre pied droit.

3) **Penchez** légèrement le buste vers l'avant en gardant le dos droit jusqu'à ce que vous ressentiez un étirement au niveau des lombaires et de l'arrière de la cuisse droite. Maintenez la posture de 30 à 60 secondes tout en poursuivant votre coup de fil (« Oui, Maman, tu as raison, oui, c'est bien ça... »)

4) **Redressez** le buste. Déroulez la jambe gauche et tendez-la vers la gauche. Ramenez la jambe droite de manière à ce que la plante du pied droit soit en contact avec la cuisse gauche.

5) **Tournez** le buste au niveau des hanches vers la gauche. Prenez le téléphone dans la main gauche. Penchez lentement le buste bien droit vers l'avant jusqu'à ressentir un étirement au niveau des lombaires et sur l'arrière de la cuisse gauche. Maintenez la posture de 30 à 60 secondes. Restez attentif à ce que vous dit votre interlocuteur.

6) **Redressez** le buste. Adoptez une position confortable, souriez et respirez calmement. Et maintenant, poursuivez votre conversation téléphonique.

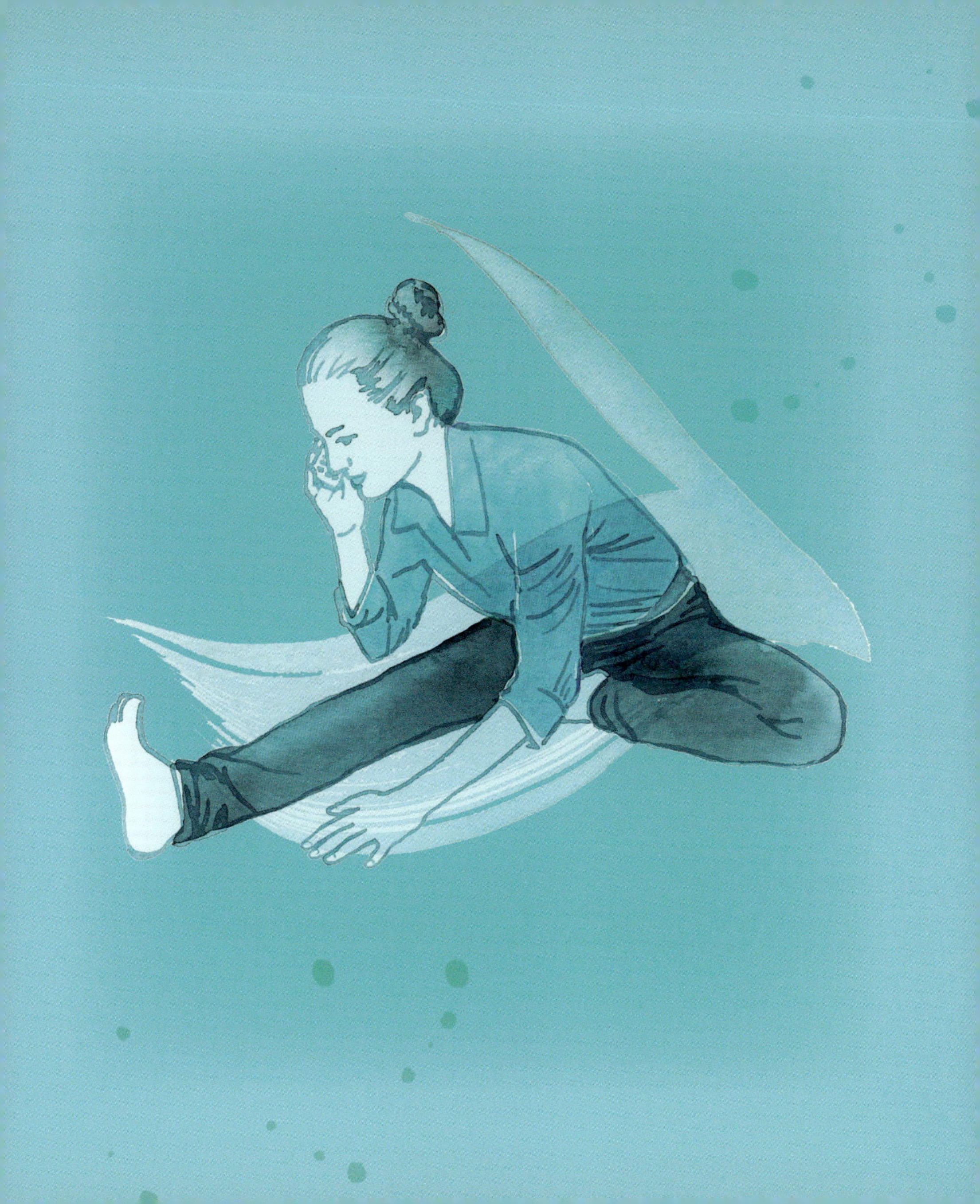

Méditation e-mail

Les e-mails comptent parmi les ***inventions les plus ingénieuses*** *du monde. Ils constituent toutefois un important facteur de stress dans le travail quotidien. Apprenons à en profiter et non à en souffrir.*

Quand vous lisez vos e-mails, vous devriez…

1) … **respirer** calmement ;

2) … **vous concentrer** complètement sur le contenu de l'e-mail ;

3) … **répondre** aussitôt aux e-mails ou les enregistrer, si vous pouvez le faire en moins de cinq minutes ;

4) … **imprimer** les longs e-mails et les lire sur papier (le parcours jusqu'à l'imprimante détend les jambes et la lecture d'une impression papier est plus relaxante pour les yeux). Évitez de conserver l'impression. Archivez plutôt le mail dans votre ordinateur !

5) … **ne pas vous laisser** impressionner par des e-mails désagréables. Expirez lentement en comptant mentalement « un, deux », puis inspirez en comptant « un ». Expirez à nouveau en comptant mentalement « un, deux ». Vous constaterez un apaisement quasi immédiat.

« La plus grande force du monde est le pianissimo. »

Maurice Ravel, compositeur français

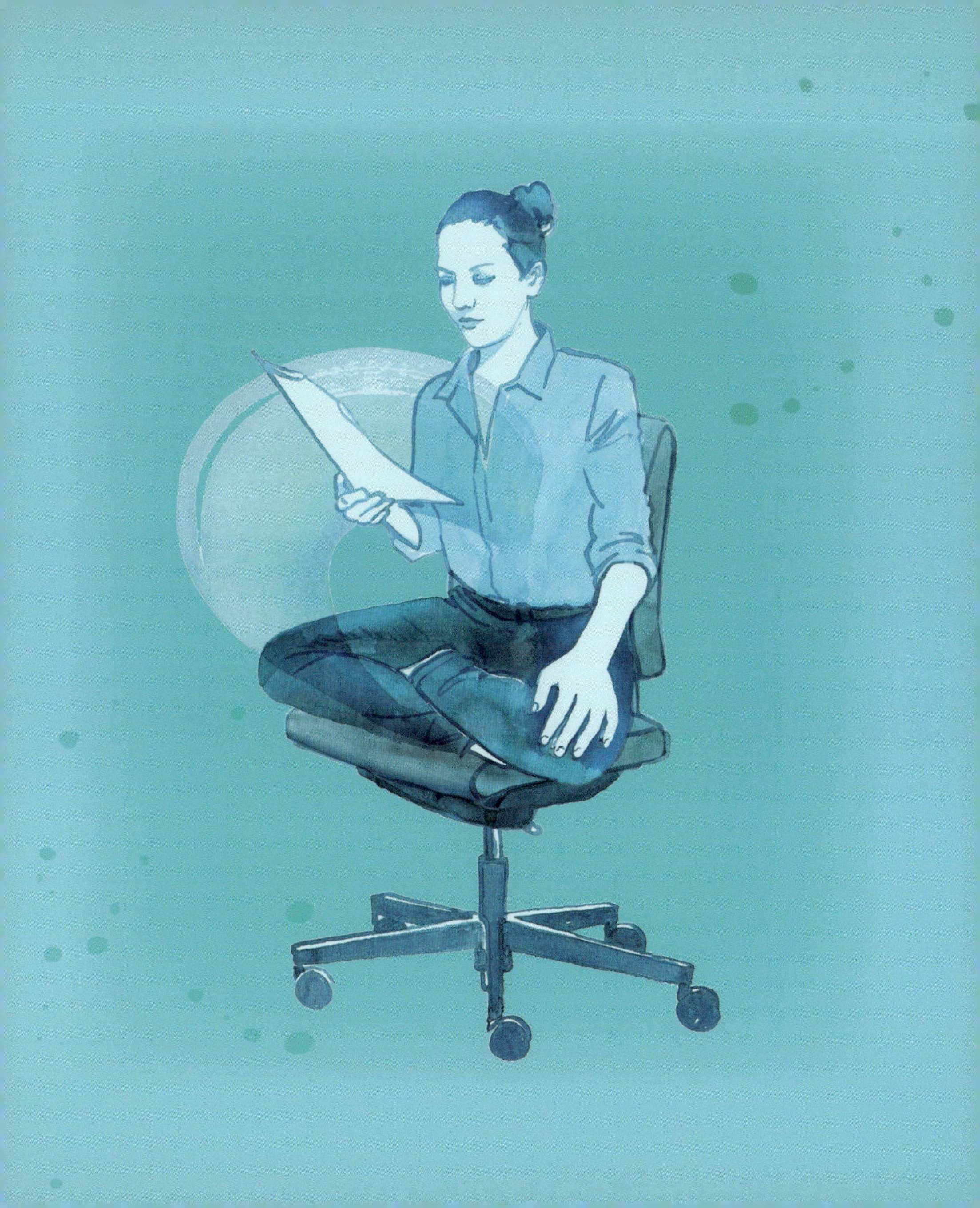

Procéder par ordre

*Plus de 60 % des douleurs que nous ressentons au bureau résultent de **mauvaises postures** ou de **sollicitations excessives** d'une partie du corps. Pour nous aider à nous tenir correctement, instaurons des priorités.*

1) **Fixez-vous** chaque jour des objectifs qui vous stimulent et qui ne sont pas impossibles à atteindre.

2) **Asseyez-vous** bien droit sur votre chaise.

3) **En téléphonant,** évitez de faire d'autres tâches en même temps (comme répondre à des e-mails).

4) **Concentrez-vous** sur la tâche que vous êtes en train de faire.

5) **Soyez attentif** à votre respiration.

6) **Souriez !**

7) **Profitez** des moments de travail et des pauses : vous vouliez décrocher ce poste et vous l'avez. Tirez-en le meilleur profit.

Évitez le chaos et le bazar. Souvent, nous faisons plusieurs choses à la fois et nous les faisons mal. Ce sont alors **le corps** et **la concentration** qui en font les frais.

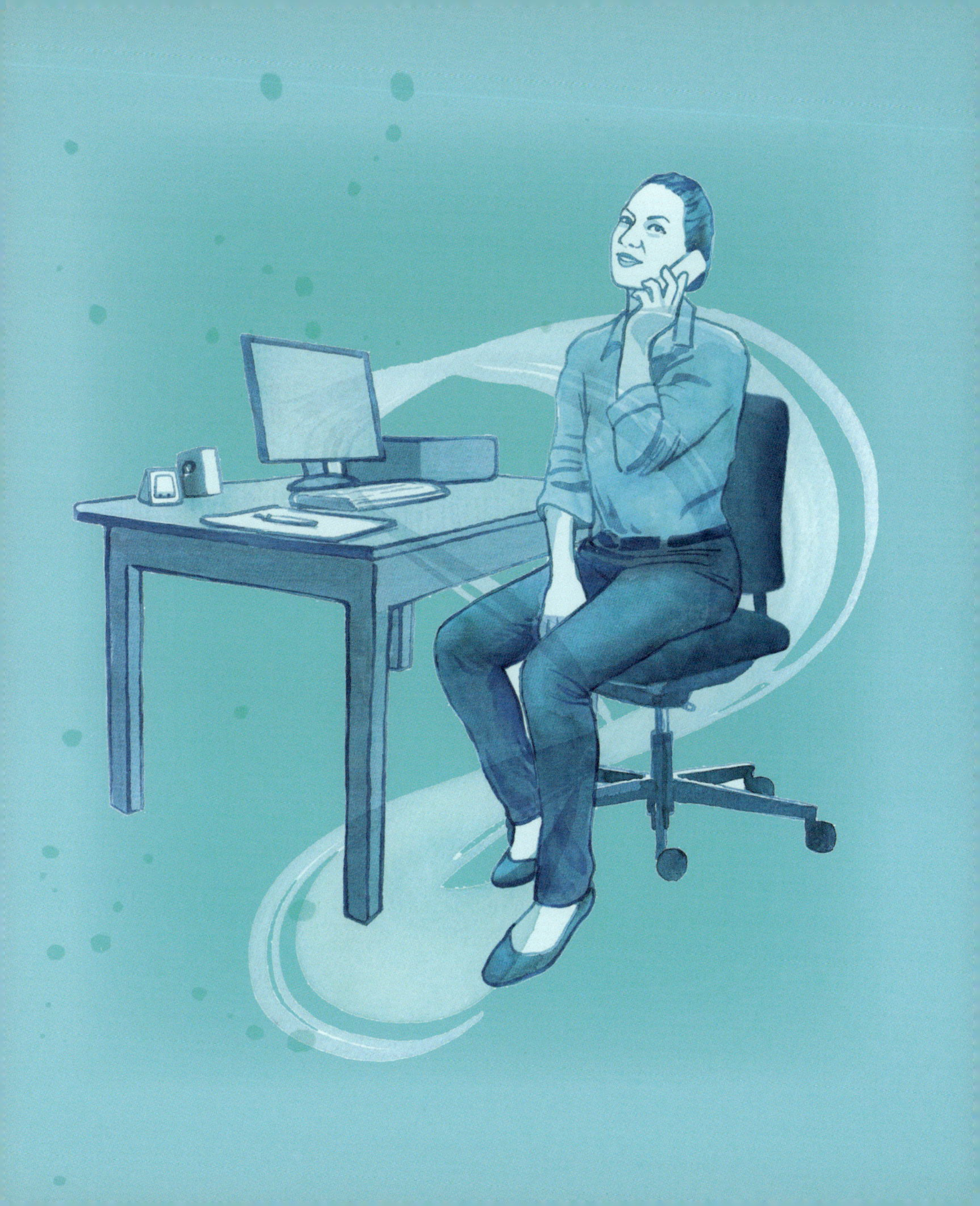

Écouter son corps

Au quotidien, nous perdons souvent la ***perception de notre corps****.*
Reprenez contact avec lui !

1) **Comment** vous sentez-vous ?

2) **Demandez** à votre corps ce dont il a besoin pour se sentir bien et pour que vous vous sentiez bien !

3) **Peut-être** a-t-il besoin d'un contact plus important avec le sol pour se sentir ancré. Dans ce cas, posez les deux pieds sur le sol.

4) **Vos yeux** ont peut-être besoin d'une pause. Frottez alors les paumes l'une contre l'autre et placez-les devant les yeux. Profitez de la chaleur qu'elles dégagent !

5) **Suivez** les conseils que votre corps vous donne.

« Si quelque chose est sacré,
le corps humain est sacré. »

Walt Whitman, poète américain

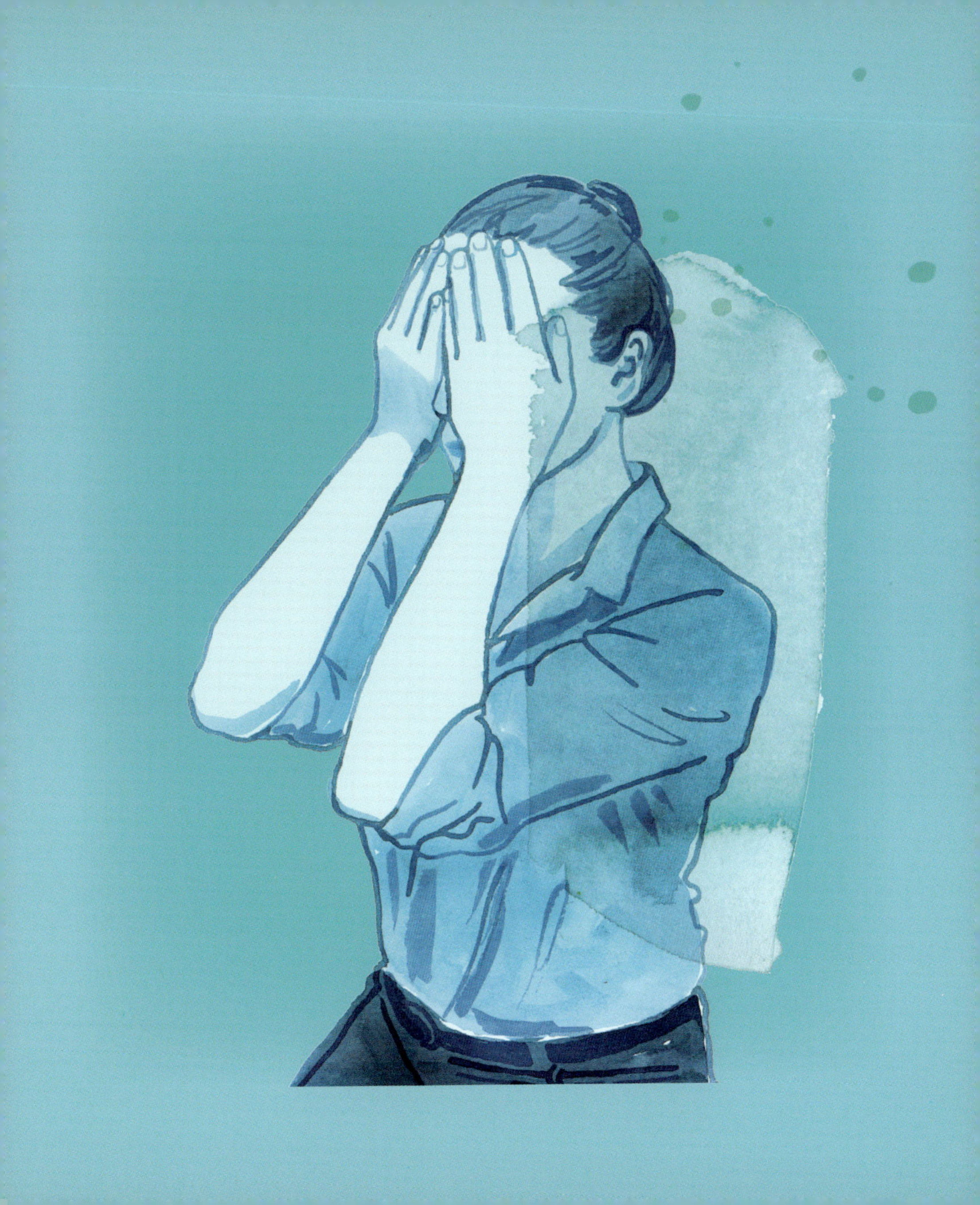

Souhaite-moi bonne chance !

La bienveillance à l'égard des autres fait partie d'une ***longue tradition****.*
De plus, cette attitude nous aide aussi nous-mêmes. Surtout quand nous sommes énervés.

1) **Inspirez** profondément.

2) **Prenez conscience** de l'air qui circule dans vos poumons et de votre respiration.

3) **Réfléchissez bien :** avez-vous une personne en tête qui aurait un souhait bien précis ?

4) **Si c'est le cas,** souhaitez-lui bonne chance !

5) **Imaginez** que le souhait de la personne en question se réalise.

6) **Si vous n'avez personne en tête,** vous pouvez faire une bonne action : donnez par exemple un euro à une collecte, complimentez une personne sur la tenue qu'elle porte, laissez passer quelqu'un devant vous dans la queue du supermarché, envoyez une carte postale à un ami…

Dans les « méditations de la bienveillance » (metta), on peut faire preuve de bienveillance à l'égard des autres et de soi-même. Le terme « metta » vient du pali et correspond à **l'amour du prochain**.

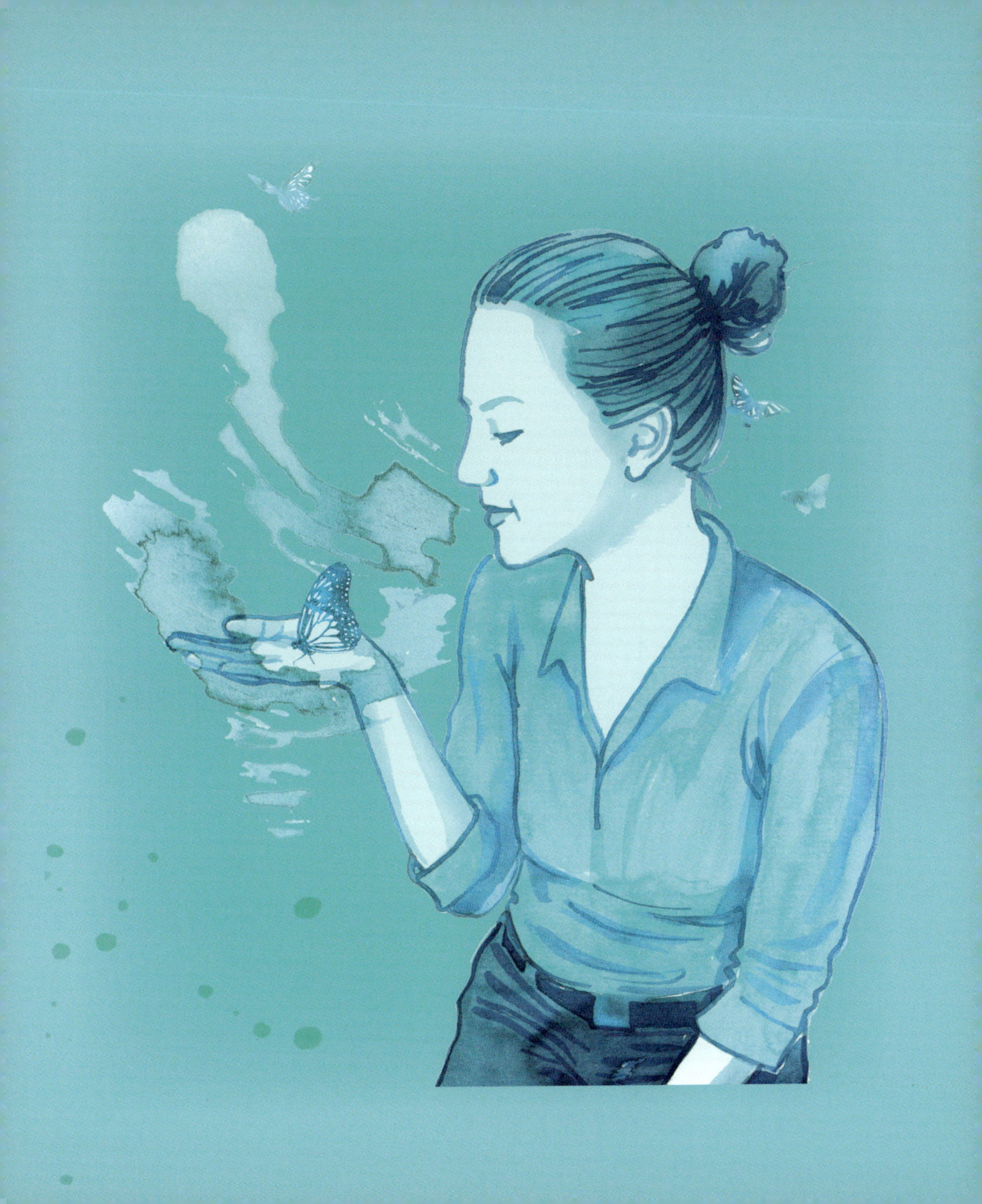

Calme intérieur

Nous connaissons tous des personnes qui restent toujours aimables et détendues, quelle que soit la situation. Elles sont sympathiques sans être séductrices.

Elles sont droites mais jamais butées. Vous pouvez vous aussi parvenir progressivement à cet équilibre intérieur enviable en faisant des exercices adaptés.

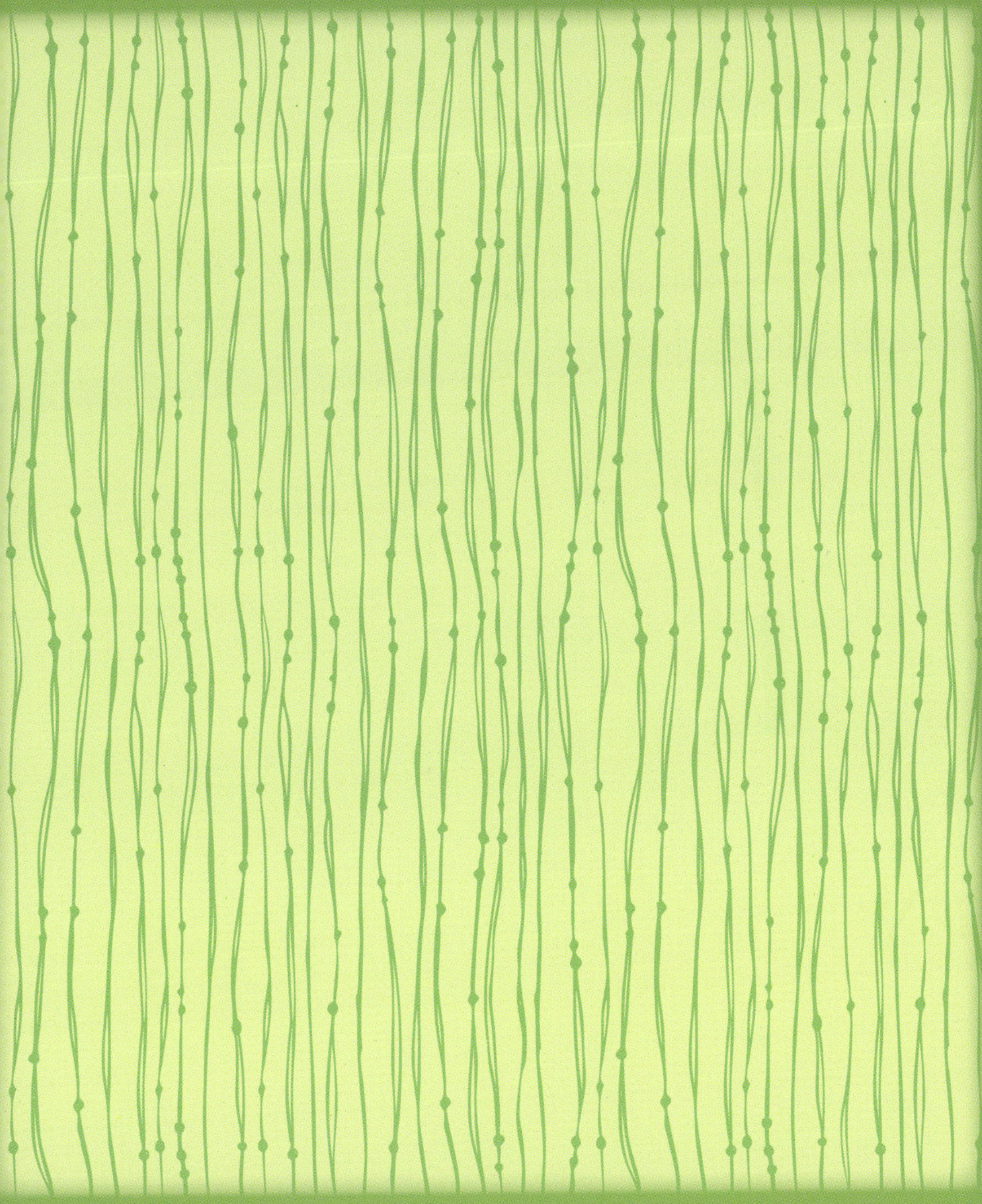

L'équilibre sur une jambe

Attendre. Dans la vie, il faut ***souvent attendre****. Devant la machine à café, près de l'imprimante ou à l'arrêt de bus. Profitez de ces quelques minutes !*

1) **Basculez** le poids du corps sur la jambe droite.

2) **Levez** le pied gauche et posez-le sur la malléole interne droite ou sur le cou-de-pied.

3) **Versez-vous** une tasse de café ou prenez les pages que l'imprimante vient de sortir tout en gardant l'équilibre.

4) **Répétez** l'exercice en prenant appui sur l'autre jambe. Faites-le dans la foulée si possible, sinon lors du prochain moment d'attente.

> « Nous n'avons pas **trop peu de temps**, mais nous **en perdons beaucoup.** »
>
> *Sénèque, homme d'État et philosophe romain*

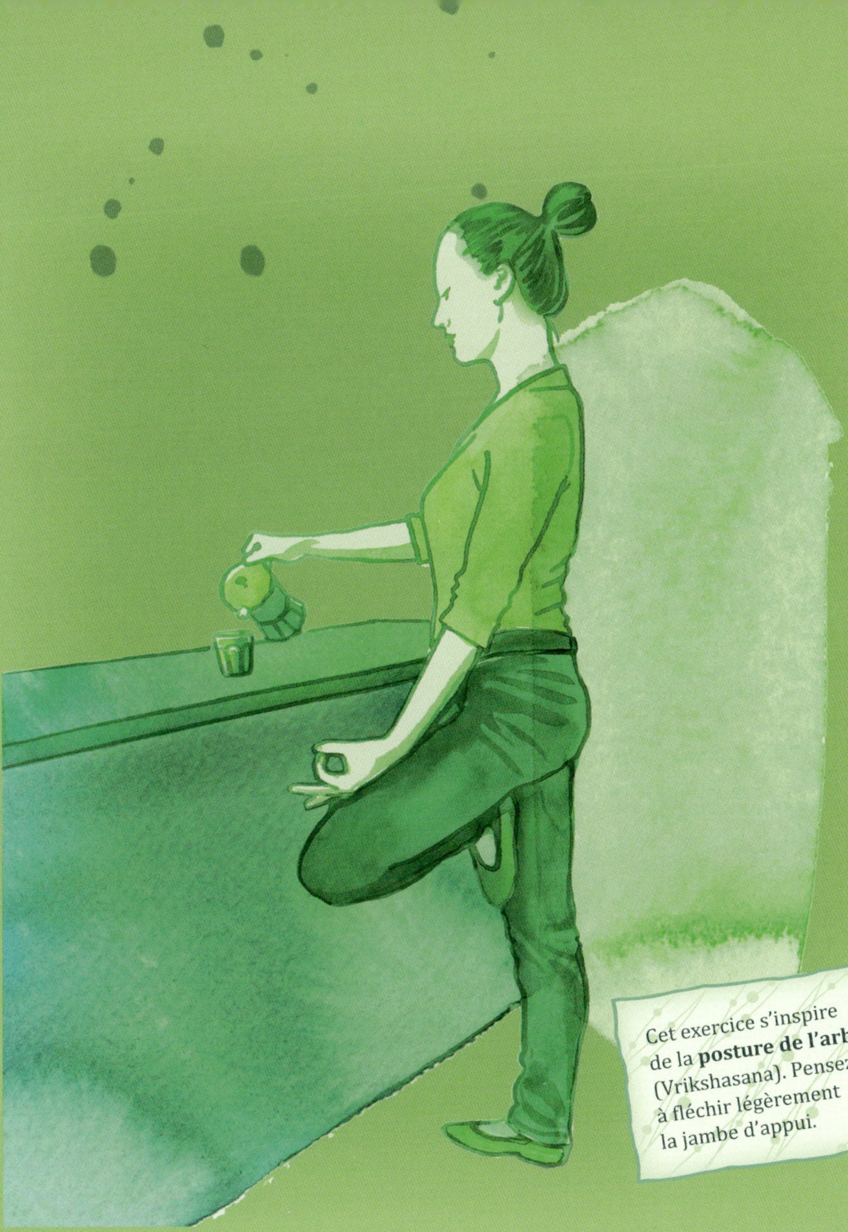

Cet exercice s'inspire de la **posture de l'arbre** (Vrikshasana). Pensez à fléchir légèrement la jambe d'appui.

Retrouver l'équilibre

Vous êtes debout et contraint d'attendre ? Profitez-en pour tuer le temps avec un exercice visant à ***améliorer l'équilibre****.*

1) **Adoptez** la posture de la montagne (Tadasana) : écartez les pieds de la largeur des hanches, relâchez les épaules, la tête est bien droite, le menton tire vers le buste, les bras pendent le long du corps. Les jambes sont droites mais pas excessivement tendues. En cas de doute, fléchissez-les légèrement plutôt que de trop les tendre.

2) **Commencez** par osciller lentement d'avant en arrière. Basculez le poids du corps sur l'avant des pieds, comme si une brise vous poussait par-derrière. Puis revenez en arrière en basculant le poids du corps sur les talons.

3) **Respirez** calmement. Les bras pendent le long du corps (le buste ne subit aucune pression).

4) **Revenez** en position de départ. Oscillez lentement vers la gauche. Les deux pieds restent posés sur le sol. Vous prenez alors appui sur le bord extérieur du pied gauche. Vous regardez toujours droit devant vous.

5) **Oscillez** maintenant vers la droite jusqu'à ce que le bord extérieur du pied gauche soit sur le point de perdre le contact avec le sol.

6) **Revenez** en position de départ. Respirez calmement. Les épaules sont détendues, les bras pendent, vous regardez toujours droit devant vous. Prenez conscience de votre centre et conservez la posture quelques instants encore.

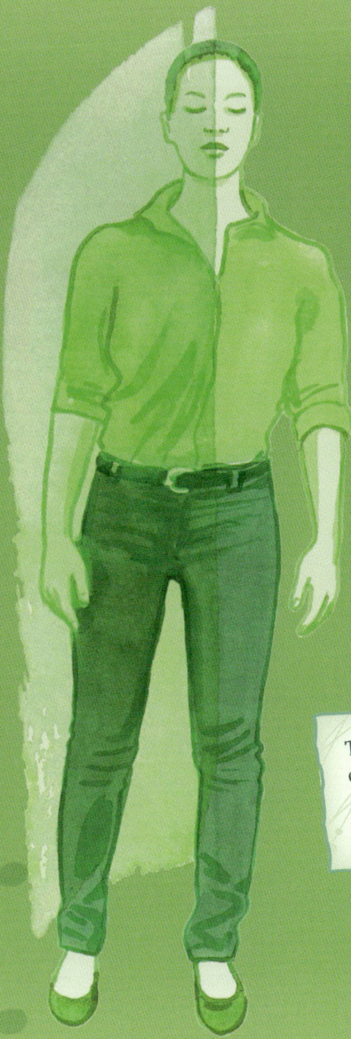

Tentez d'**intégrer intérieurement** cette sensation d'équilibre extérieur que vous avez perçue. Profitez-en tout le restant de la journée.

Être d'aplomb

*Intégrons au quotidien les **enseignements** dispensés pendant les cours de yoga.*

1) **Si vous perdez** l'équilibre (intérieur) – parce qu'un automobiliste vous fait une queue de poisson ou que des passants vous bousculent –, gardez votre calme !

2) **Quand, dans un cours de yoga,** vous perdez l'équilibre, il faut accepter les choses avec le sourire et tenter une nouvelle fois d'adopter la posture souhaitée.

3) **Cette attitude intérieure** est transposable au quotidien. Cela ne signifie pas qu'il faille tout accepter. Évitons simplement de nous braquer quand les choses n'évoluent pas comme nous le souhaitons.

4) **Dans quel état** est votre équilibre intérieur ? Tentez de le retrouver !

5) **Considérez** la situation comme une possibilité de développer votre sens de l'équilibre. Ne vous faites pas de reproches, mais poursuivez votre chemin de votre mieux et en vous adaptant à l'instant présent.

6) **Et si tous ceux** qui vous entourent perdent l'équilibre, faites en sorte de garder votre calme et votre stabilité. Une chose est sûre : le yoga n'est pas une compétition. Ce que les autres font ne vous touche pas.

« Ah, la malheureuse ambition est un poison pour tous les plaisirs. »

Heinrich von Kleist, poète allemand

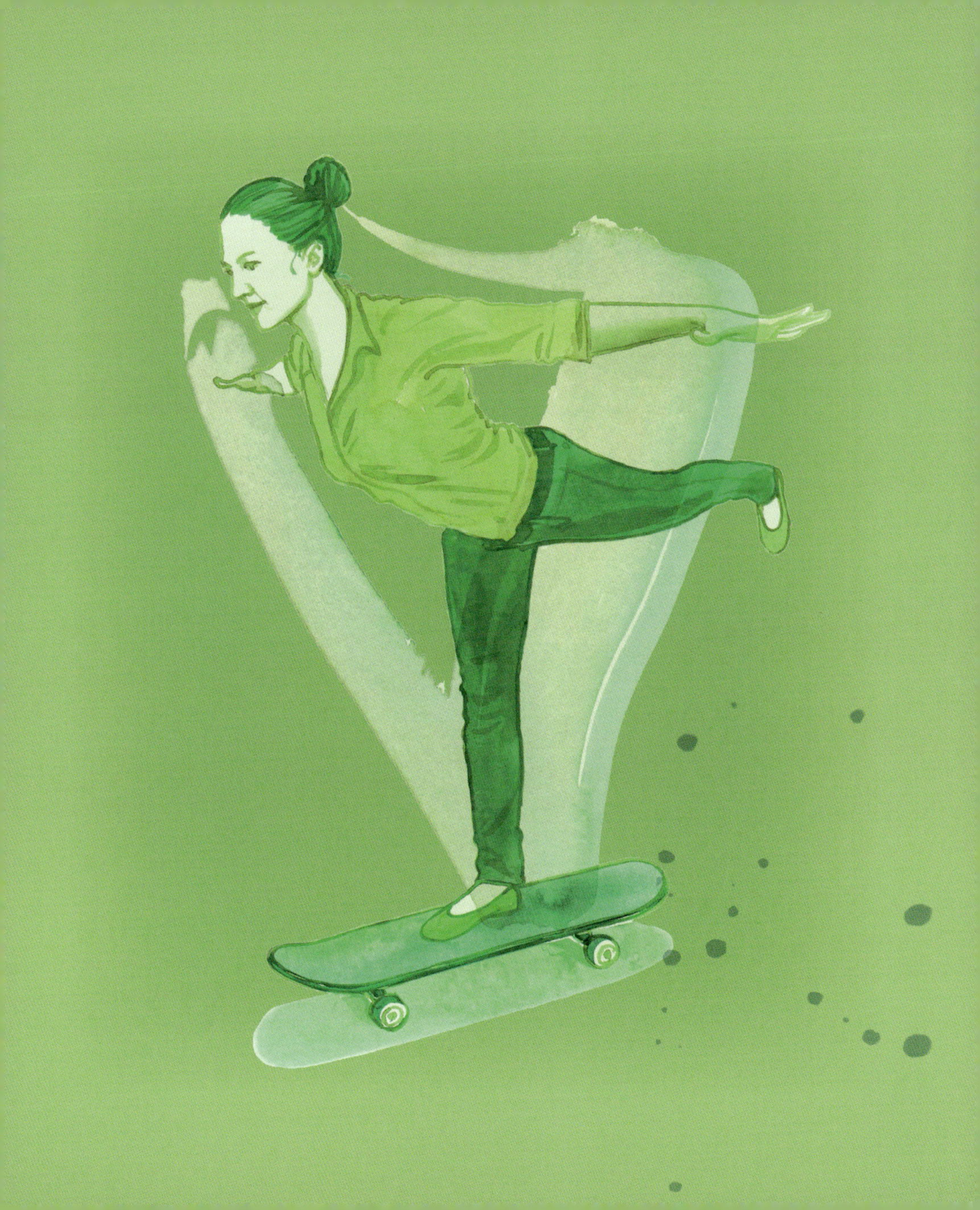

Se libérer du poids du monde

Dans quel état sont vos épaules ? Elles sont sans doute plus ou moins ***contractées****.*
Nous avons tellement pris l'habitude de porter le poids du quotidien que nous n'en sommes même plus conscients.

1) **Vous pouvez** faire l'exercice en position assise ou debout.

2) **Respirez** profondément et redressez la colonne vertébrale. Laissez l'air circuler librement dans vos poumons.

3) **Si vous êtes assis,** posez les mains sur les cuisses ou sur la table.

4) **Levez lentement** les épaules vers les oreilles en inspirant profondément. Maintenez la posture 1 seconde environ.

5) **Sur l'expiration,** laissez vos épaules descendre lentement. Vous ne devez pas les baisser brutalement.

Variante

1) **Gardez le dos** bien droit et levez les épaules à tour de rôle.

2) **Sur l'inspiration,** levez l'épaule gauche. L'épaule droite reste basse et la plus détendue possible. La tête et la nuque sont droites, vous regardez devant vous. Laissez l'épaule gauche descendre sur l'expiration. Faites une courte pause.

3) **Levez l'épaule droite** en inspirant. La tête et la nuque restent droites. Laissez l'épaule droite descendre sur l'expiration.

4) **Répétez l'exercice** calmement cinq fois de chaque côté.

Pendant l'exercice, soyez attentif **aux pensées et aux émotions qui vous envahissent** et vous traversent l'esprit. Il peut s'agir de sujets auxquels vous devriez peut-être consacrer plus de temps à l'avenir !

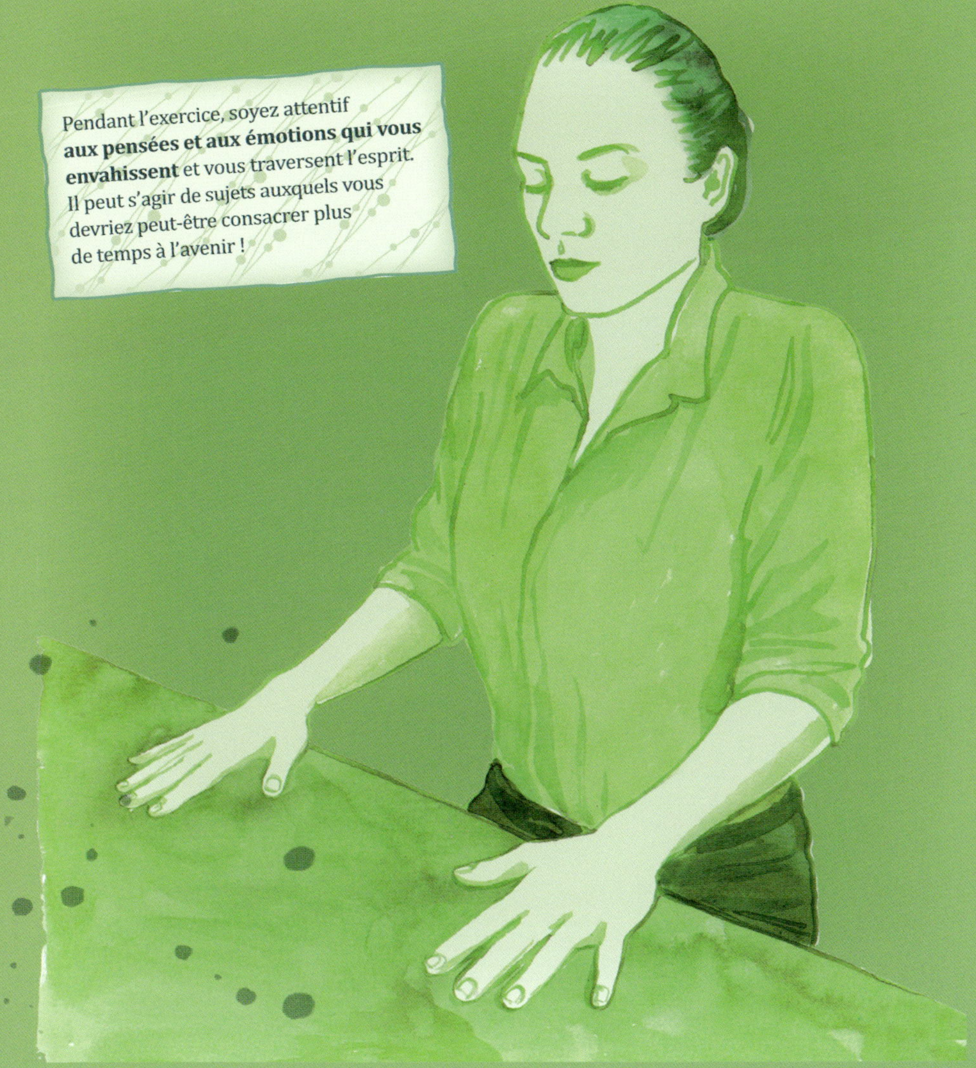

Haleter comme un chien

Haleter comme un chien *peut vous aider à lutter contre les angoisses et le sentiment d'insécurité. En outre, cet exercice amusant apporte une dose supplémentaire d'énergie vitale !*

1) **Pendant cet exercice,** il ne faut pas être dérangé. Faites-le par exemple aux toilettes, sur le chemin du retour, en cuisinant ou bien en faisant le ménage.

2) **Ouvrez légèrement** la bouche. La langue doit être complètement détendue dans la cavité buccale.

3) **Mettez-vous** maintenant à haleter comme un chien ! Votre souffle sort par à-coups de votre bouche et doit être nettement audible.

4) **Interrompez l'exercice** dès que vous vous sentez bien. Si vous le faites trop longtemps, vous pourriez avoir la tête qui tourne ! Pour un début, dix respirations suffisent.

Variante

1) **Pour la « respiration du feu »,** évacuez le souffle par à-coups rapides et de manière audible par les narines.

2) **Respirez ensuite** sans à-coups (cela se produit automatiquement). On perçoit comme un système de pompage au niveau du ventre.

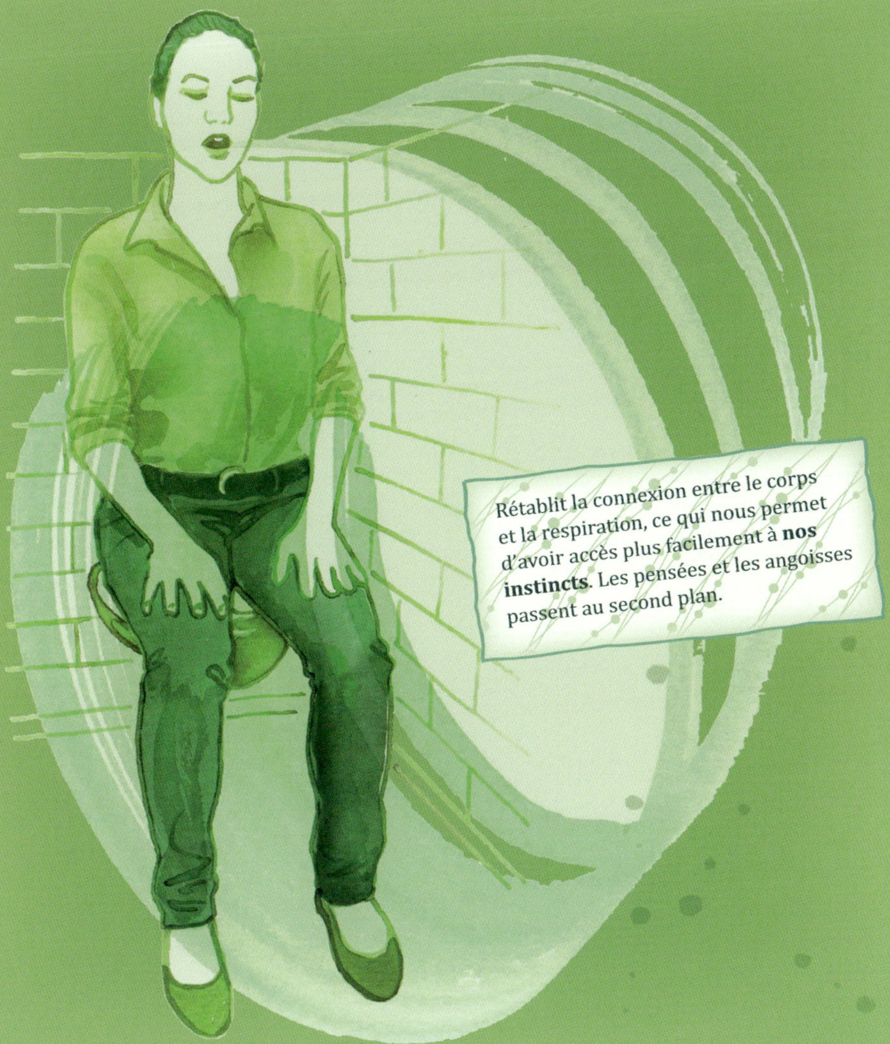

Rétablit la connexion entre le corps et la respiration, ce qui nous permet d'avoir accès plus facilement à **nos instincts**. Les pensées et les angoisses passent au second plan.

Le bourdonnement d'une abeille

Au volant de votre voiture ou dans un bar bruyant, vous pourrez parvenir de manière simple à ***harmoniser le corps et l'âme*** *!*

1) **En expirant,** produisez un bourdonnement grave comme celui d'une grosse abeille.

2) **Inspirez** par le nez avant de produire un nouveau bourdonnement.

3) **Faites ce bourdonnement** neuf fois. Lors des trois premières respirations, concentrez-vous sur votre tête et votre cou. Lors des trois respirations suivantes, focalisez votre attention sur votre colonne vertébrale. Au moment des trois derniers bourdonnements, concentrez-vous sur tout votre corps.

4) **Arrêtez-vous brièvement** et profitez des bienfaits de l'exercice.

« La nature doit être sentie. »

Alexander von Humboldt, explorateur allemand

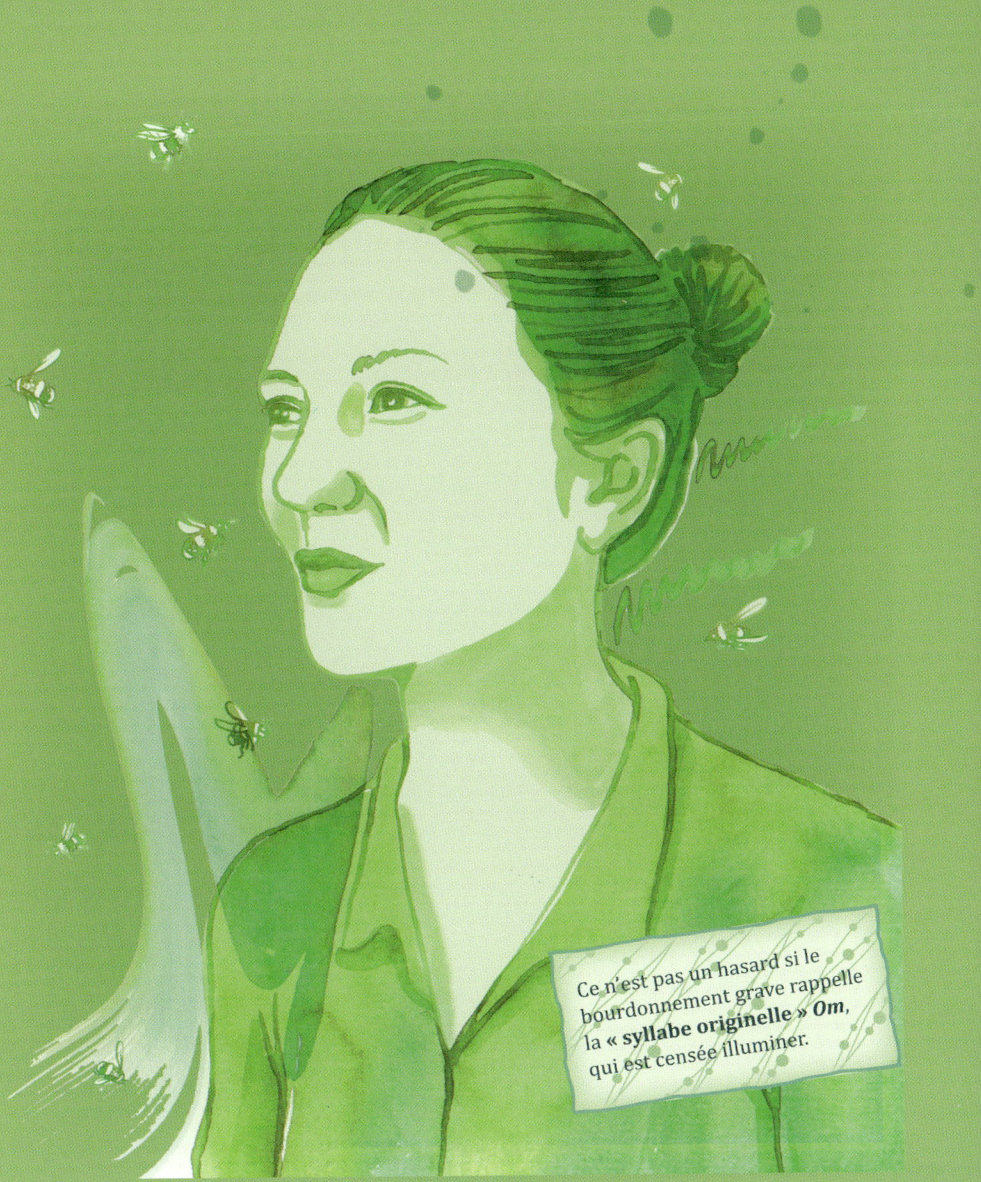
Ce n'est pas un hasard si le bourdonnement grave rappelle la **« syllabe originelle »** ***Om***, qui est censée illuminer.

Embrasse-moi s'il te plaît

Vous avez parlé sans relâche ? Le moment est venu de faire ce petit exercice, ***avec un sourire à la clé****.*

1) Formez un « O » avec les lèvres, comme si vous vouliez donner un baiser. La tension des lèvres doit être plus importante que pour un simple baiser.

2) Respirez calmement par le nez en comptant jusqu'à 15.

3) Rentrez complètement les lèvres jusqu'à les faire disparaître.

4) Poursuivez les respirations en comptant jusqu'à 15.

5) Détendez la bouche et souriez !

Confère de l'énergie et améliore l'humeur. Permet aussi de lutter contre les rides qui apparaissent autour de la bouche.

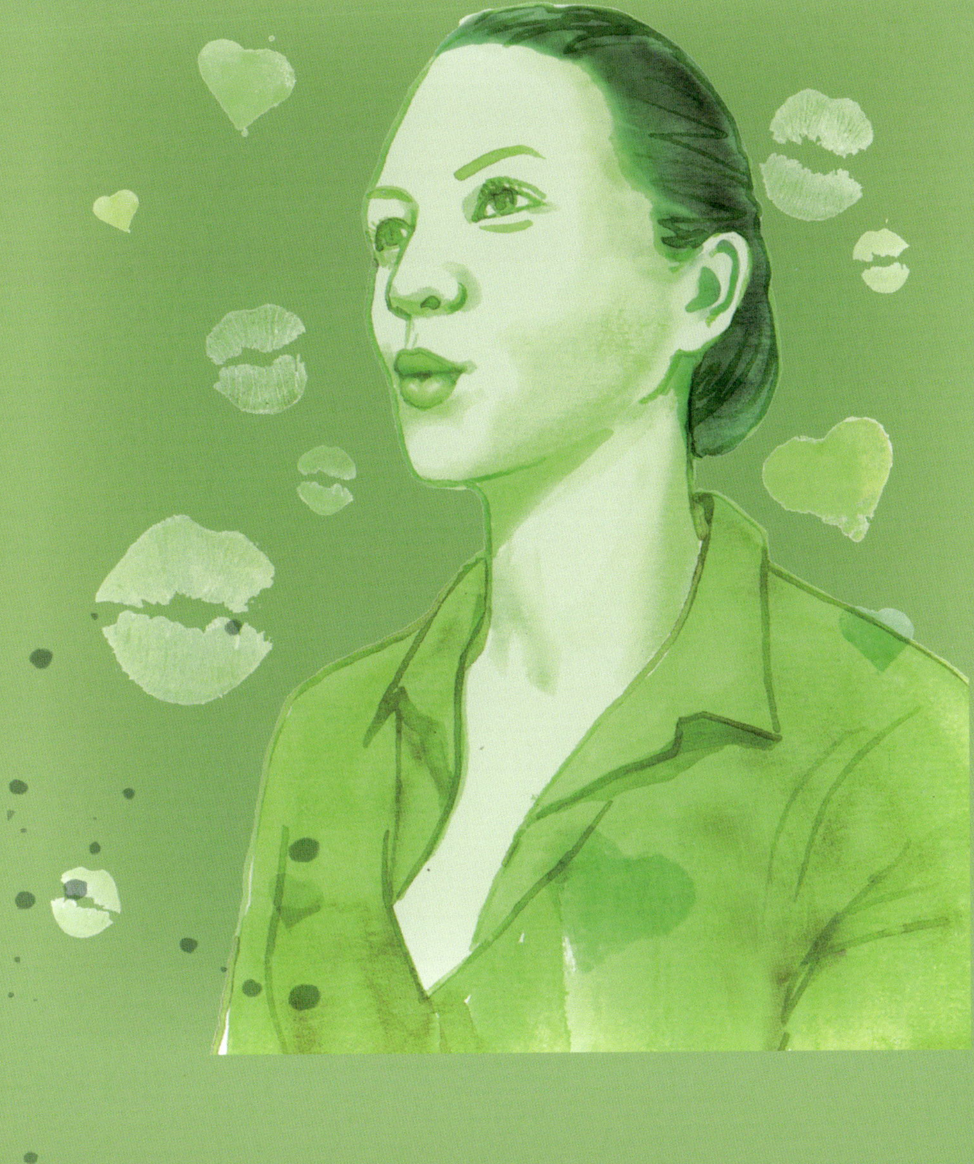

S'enlacer soi-même

*Parfois, nous avons besoin d'une **dose supplémentaire d'affection**. Idéal quand le dos en profite pour gagner en souplesse !*

1) **Croisez** les bras sur la poitrine et prenez vos épaules dans vos mains : l'épaule gauche dans la main droite et l'épaule droite dans la main gauche.

2) **Redressez** le dos.

3) **Écartez** les omoplates l'une de l'autre : avec les mains, tirez les épaules vers l'avant de manière à ce que le dos s'ouvre au niveau des dorsales.

4) **Après deux ou trois respirations,** faites passer dessus le bras qui est dessous, et dessous le bras qui est dessus, puis répétez l'exercice.

« La plupart des gens sont aussi heureux qu'ils décident de l'être. »

Abraham Lincoln, président américain

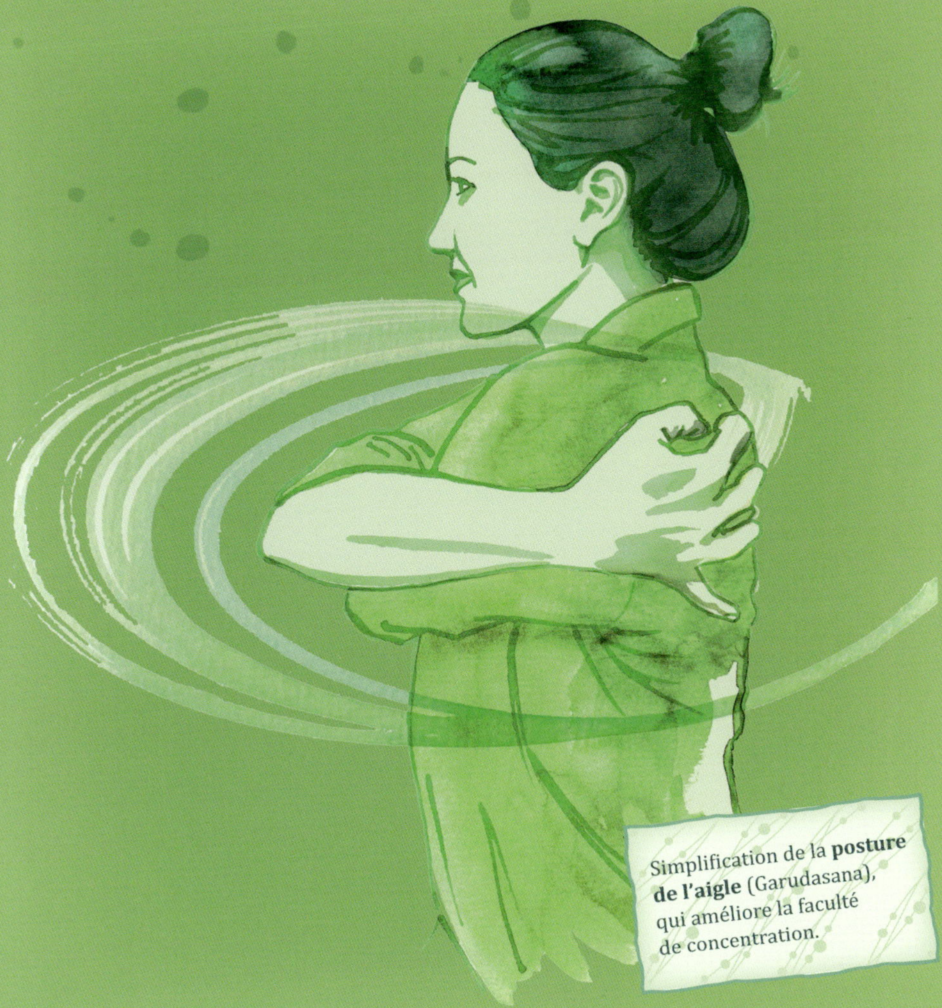

Simplification de la **posture de l'aigle** (Garudasana), qui améliore la faculté de concentration.

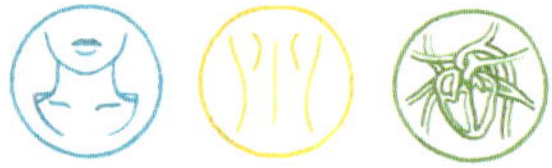

Dodo, l'enfant do

Quand nous en avons plein le dos, nous aimerions tous retomber en enfance. Vous pouvez le faire, du moins quelques instants, ***devant votre bureau****.*

1) **Faites table rase** en mettant de côté clavier d'ordinateur, livres, assiettes et verres.

2) **Redressez** le dos.

3) **Placez** les mains l'une sur l'autre en les posant sur la table.

4) **Penchez** le buste en avant et posez le front sur les mains.

5) **À chaque expiration,** laissez le buste peser davantage sur les mains. Profitez de l'étirement agréable qui se produit au niveau des omoplates.

6) **Si votre supérieur** hiérarchique arrive, murmurez : « Je me suis endormi sous la masse de travail ! »

7) **Redressez** le buste, étirez-vous et reprenez vos activités.

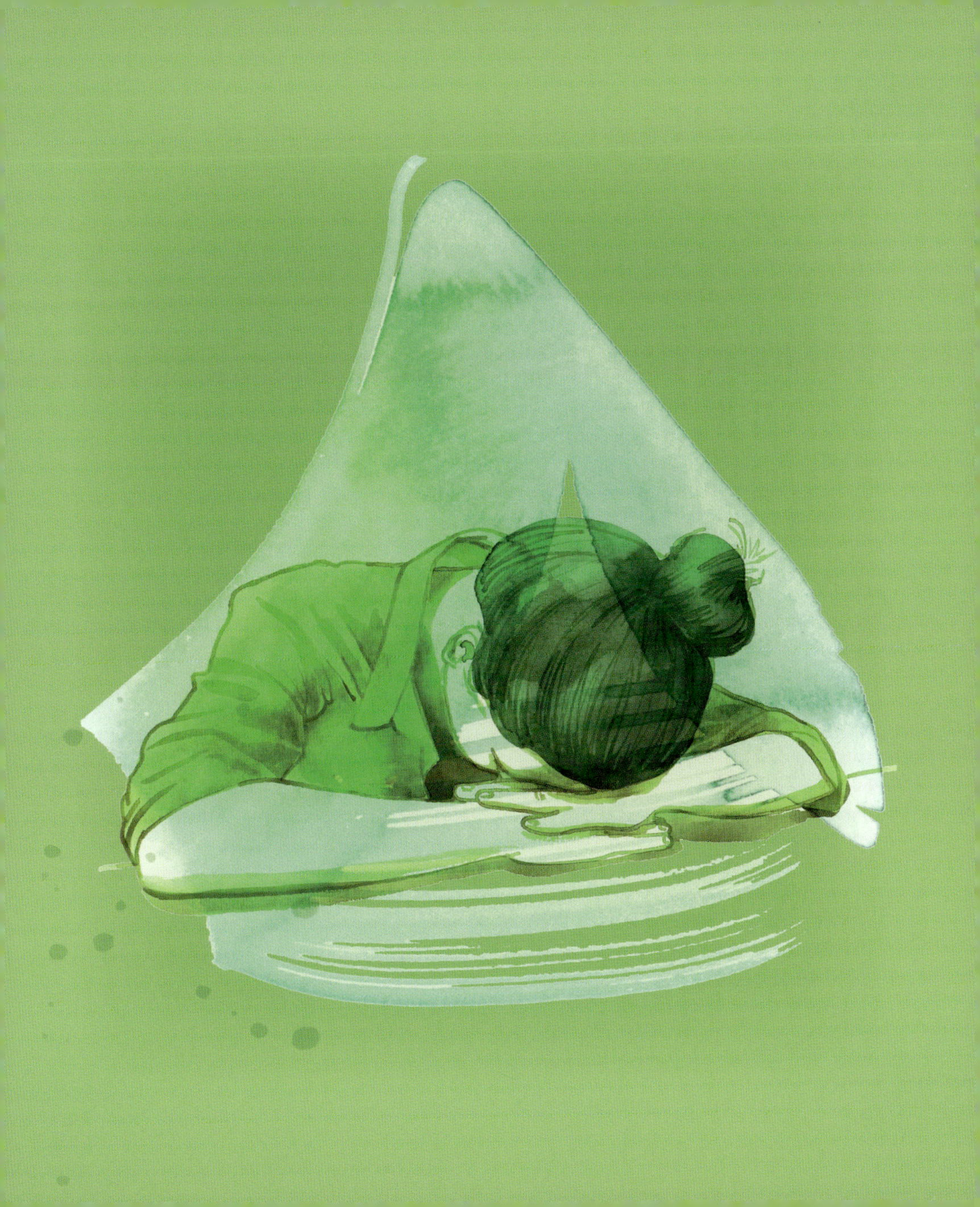

Méditation en marche

Cette variante des méditations classiques en marche est, au sens littéral du terme, ***un jeu d'enfants****.*

1) **Ralentissez** le pas.

2) **Faites en sorte** de ne pas marcher sur la jointure des dalles mais sur les dalles elles-mêmes.

3) **Soyez** précis dans la manière de faire vos pas.

Variante

Augmentez la difficulté si vous le souhaitez en veillant au bon déroulement du mouvement : levez l'un après l'autre le talon, la plante du pied, l'avant du pied, les orteils, basculez le poids du corps, fléchissez la jambe, posez le pied…

Favorise la **concentration**. Les pensées s'associent de manière ludique.

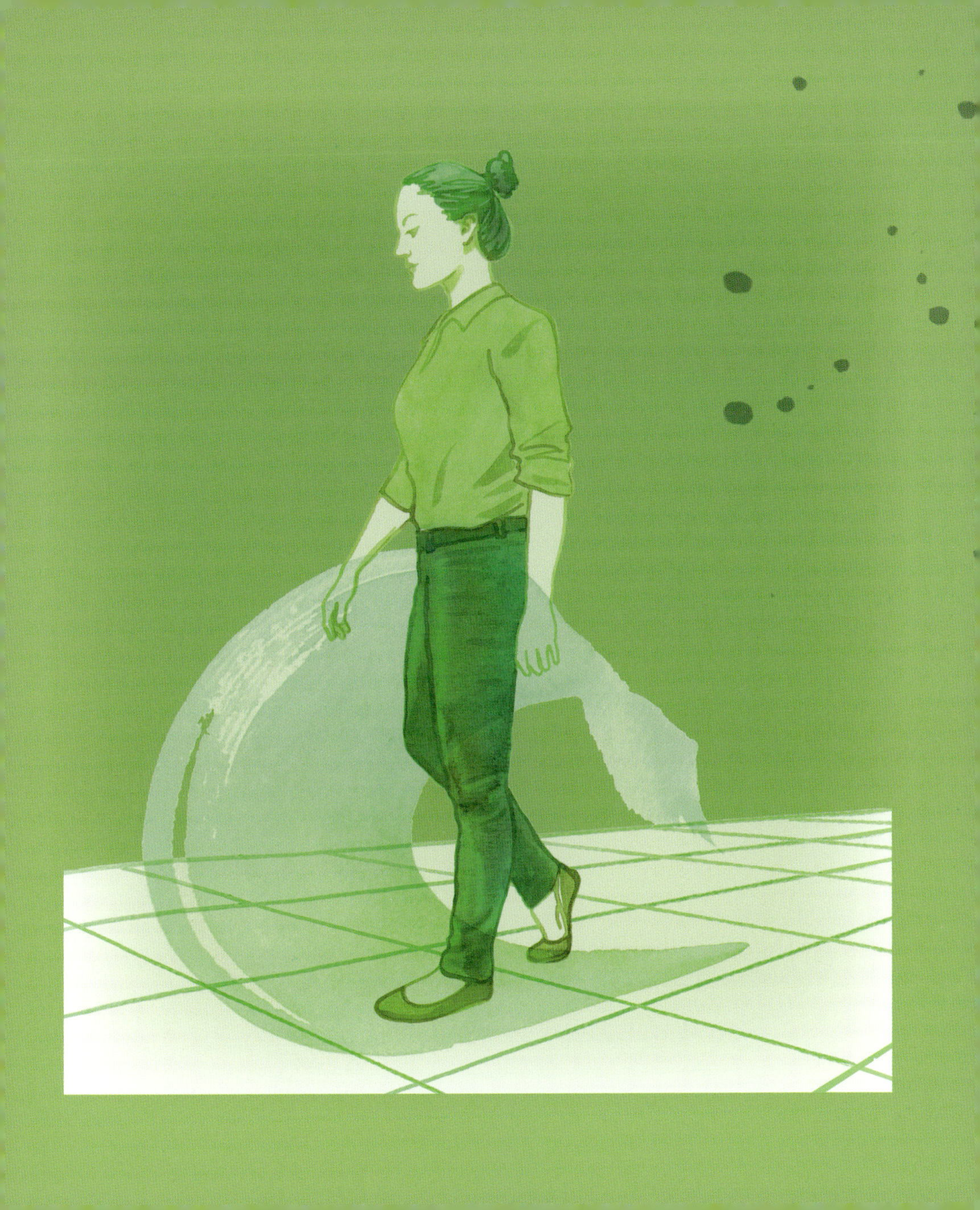

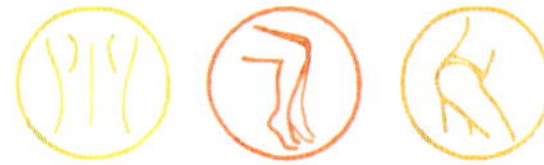

Déesse à cheval

Vous êtes à nouveau en train de faire la queue à la caisse du supermarché ? Profitez-en pour faire ***cet exercice puissant****.*

1) **Écartez les pieds :** une distance d'un mètre les sépare ; la pointe des pieds est tournée vers l'extérieur.

2) **Posez** les mains sur la poignée de votre caddy. Redressez le buste.

3) **Poussez** les fesses en arrière en fléchissant lentement les jambes. Les genoux ne dépassent pas la pointe des pieds. Contractez le ventre. Vous n'avez pas besoin de fléchir beaucoup les jambes pour sentir les bienfaits de l'exercice.

4) **Maintenez** la posture en respirant calmement.

5) **Quand les personnes** qui sont devant dans la file d'attente avancent, redressez-vous et avancez vous aussi.

Amusant ! En français, on l'appelle la « posture de la déesse », mais en anglais, on la nomme « horse », ce qui signifie « cheval », probablement parce que les cavaliers adoptent une posture similaire sur leur cheval.

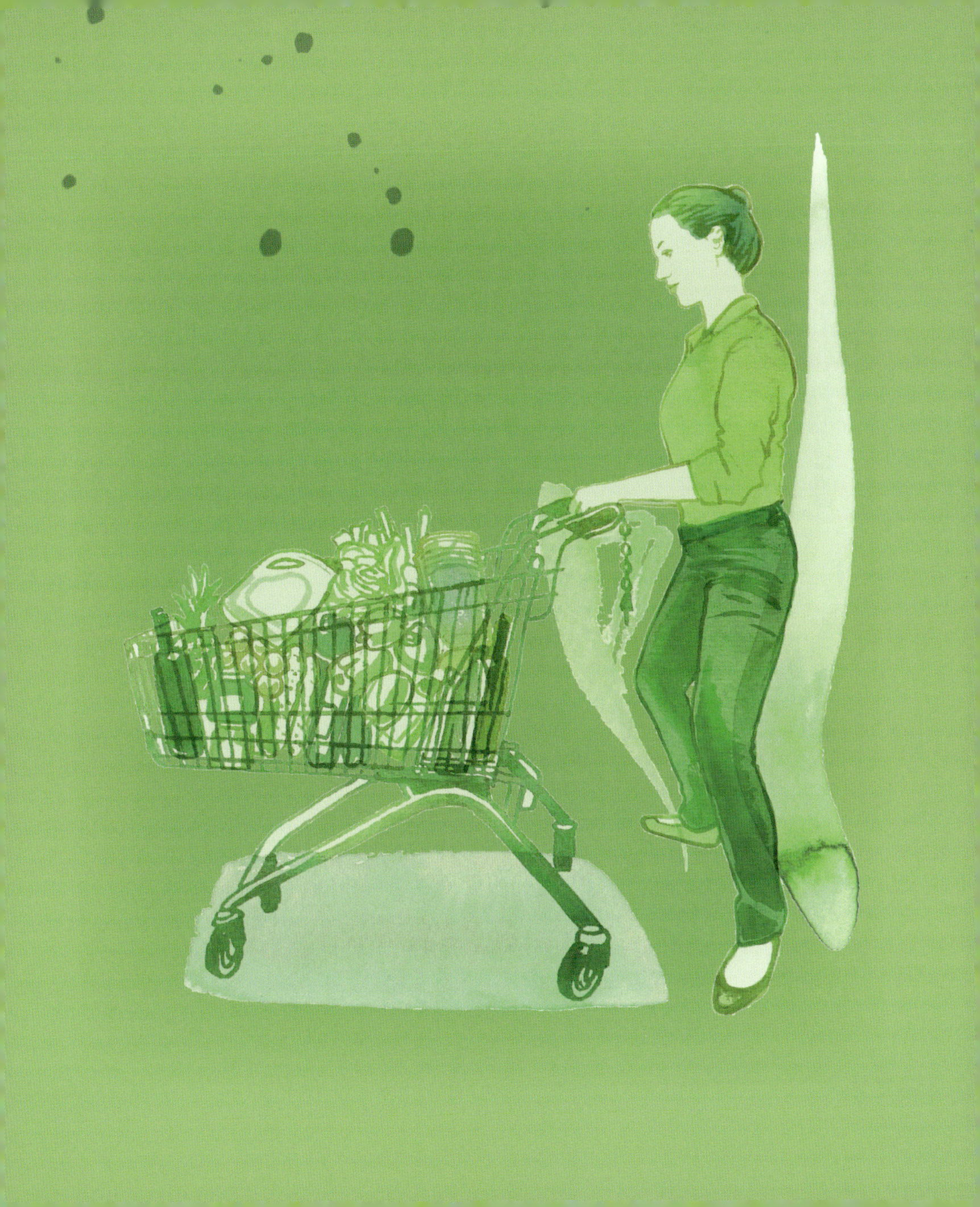

Avec le calme d'un sphinx

Position idéale pour regarder quelque chose en toute tranquillité, cette posture vous permettra de ***renforcer votre dos*** *et de trouver un apaisement nerveux !*

1) **Allongez-vous** sur le ventre, sur de la moquette ou une couverture.

2) **Posez** les mains à plat sur le sol de chaque côté de la tête, en prenant appui sur les avant-bras.

3) **Les coudes** se rapprochent du buste.

4) **Levez** le buste. Le ventre, le bassin et les jambes restent collés au sol. Les pieds sont tendus et posés sur le sol.

5) **Profitez-en** pour regarder votre fille jouer, voir une émission de télévision ou écouter votre chanson favorite.

« Il y a des fleurs partout pour qui veut bien les voir. »

Henri Matisse, peintre français

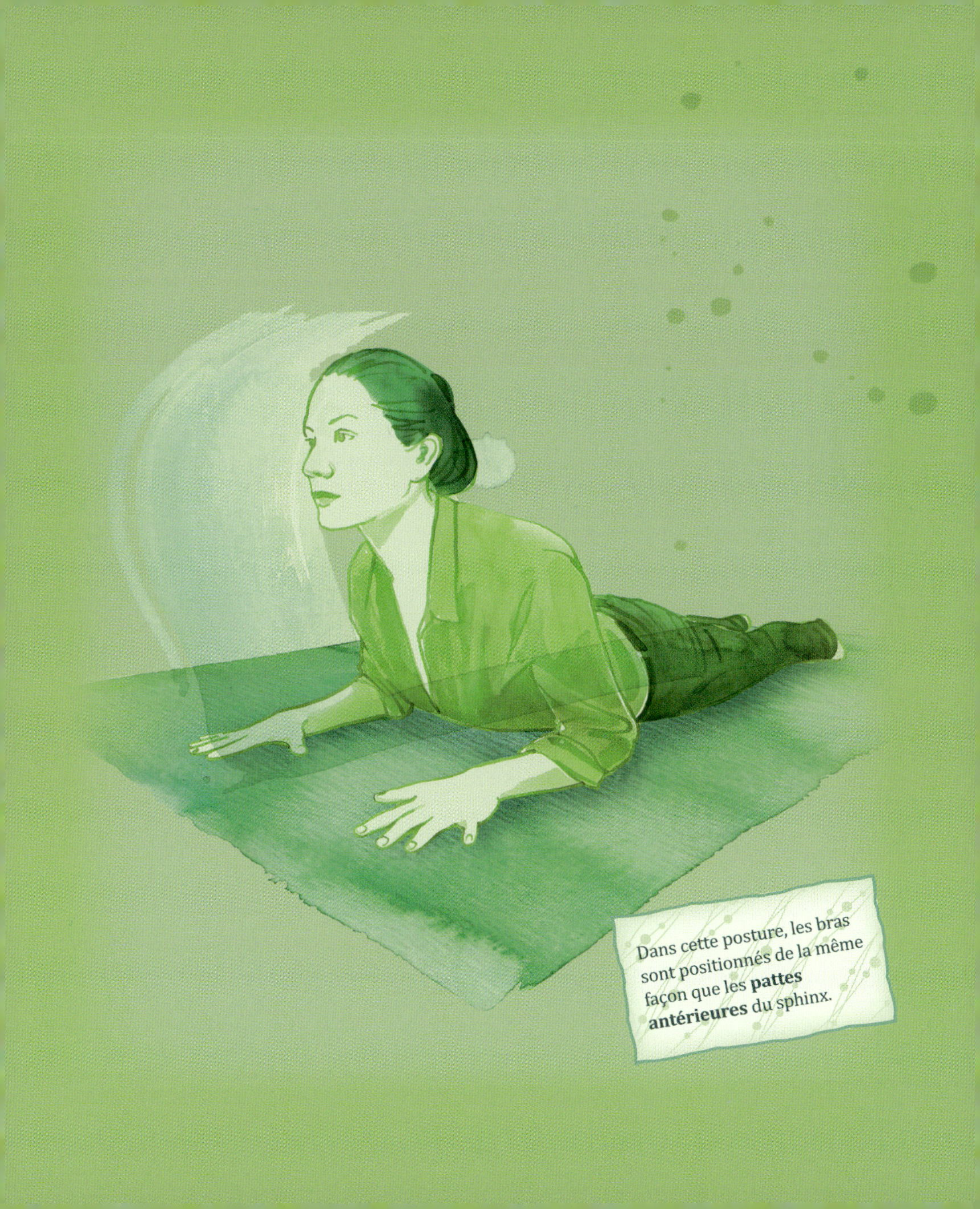
Dans cette posture, les bras sont positionnés de la même façon que les **pattes antérieures** du sphinx.

La vie au ralenti

Avec moins, on peut faire plus. Ce principe, nous l'avons entendu mille fois sans l'avoir jamais bien intégré. Ici, nous le transposons afin d'en tester la pertinence : ***être plus lent, c'est être plus précis****. Même si cela ne nous convient pas toujours, nous savons que c'est vrai.*

1) **Choisissez** une posture de yoga que vous aimez bien, que ce soit la posture du guerrier ou celle du chat-vache (voir page 22).

2) **Faites l'exercice** comme d'habitude, à la vitesse normale.

3) **Refaites** maintenant l'exercice le plus lentement possible en vous concentrant bien. Vous verrez que les sensations sont complètement différentes et que vous percevrez beaucoup mieux votre corps.

4) **Si vous le souhaitez,** répétez l'exercice en faisant travailler l'autre partie du corps.

Variante

Vous pouvez même faire l'exercice mentalement pendant que vous travaillez devant votre ordinateur ou que vous êtes assis sur le canapé.

Vous stimulerez alors les mêmes zones du cerveau, ce qui signifie que l'effet neurologique sera identique, comme le prouvent les scanners du cerveau.

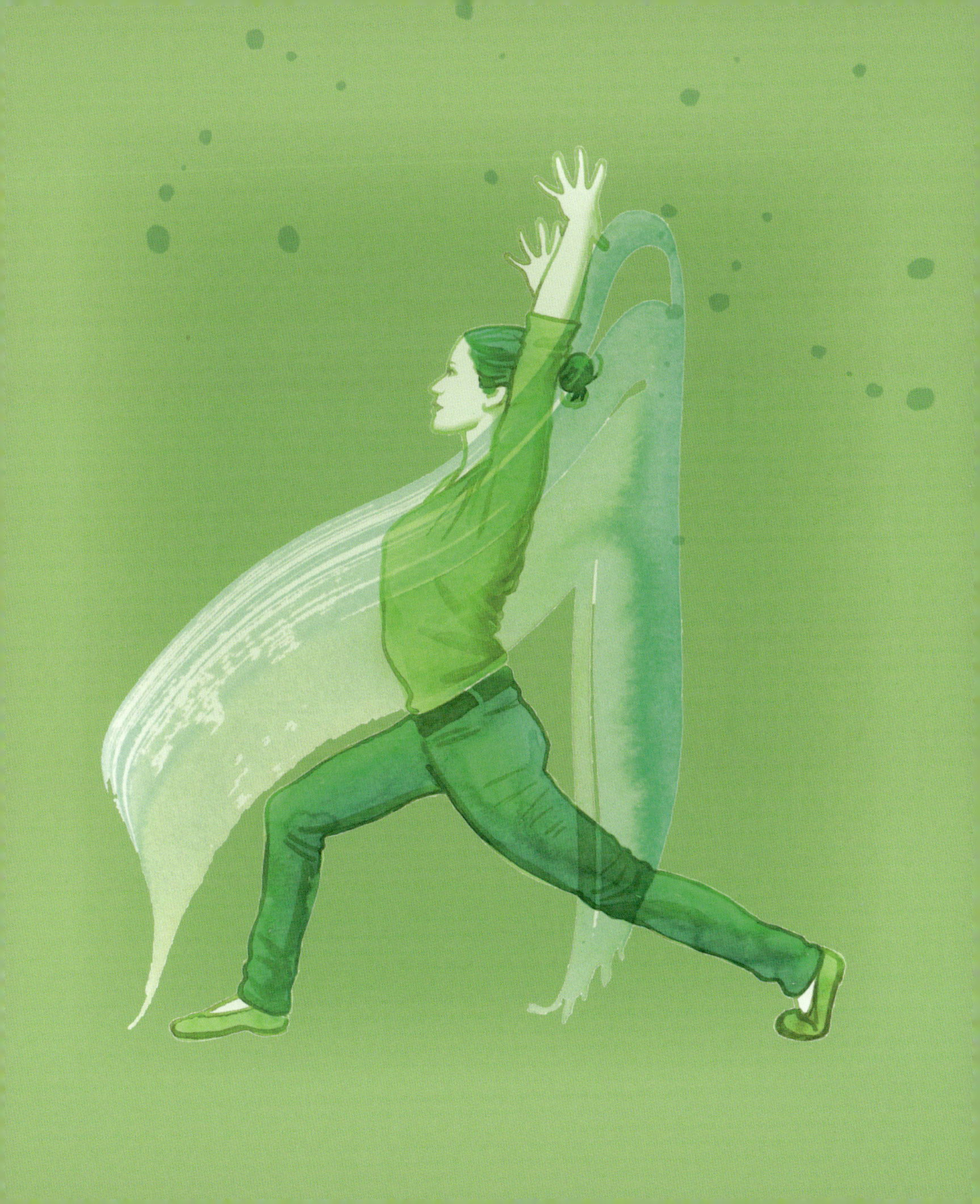

Ce que tu ne veux pas que l'on te fasse...

Outre les exercices physiques, la pratique du yoga intègre aussi des ***valeurs morales****. Mille ans après, elles sont toujours à l'ordre du jour.*

1) Le yoga comprend cinq « yamas », des règles qui régissent la manière de se comporter avec les autres : ahima (non-violence), satya (vérité), asteya (absence de vol), bramacharya (abstinence) et aparigraha (absence de convoitise). Choisissez le yama qui vous semble le plus adapté, qui vous convient le mieux ou que vous auriez envie de suivre.

2) Tentez maintenant de vous y tenir une heure, une journée ou, pourquoi pas, une semaine. Investissez-vous vraiment et faites de votre mieux ! Comme dans les postures de yoga, il ne s'agit pas d'atteindre la perfection, mais plutôt de trouver son équilibre. Les questions suivantes pourront vous être d'une aide précieuse : comment je comprends ce yama ? Pourquoi un tel comportement pourrait-il améliorer le monde ? Comment puis-je concrétiser cette intention et quelle forme lui donner ?

3) Par la suite, faites le point et tirez-en les conséquences : cela vous a-t-il paru difficile ? En retirez-vous des satisfactions ? Avez-vous eu plaisir à faire ce yama ? Si vous le souhaitez, choisissez un autre yama et tentez également de vous y plier.

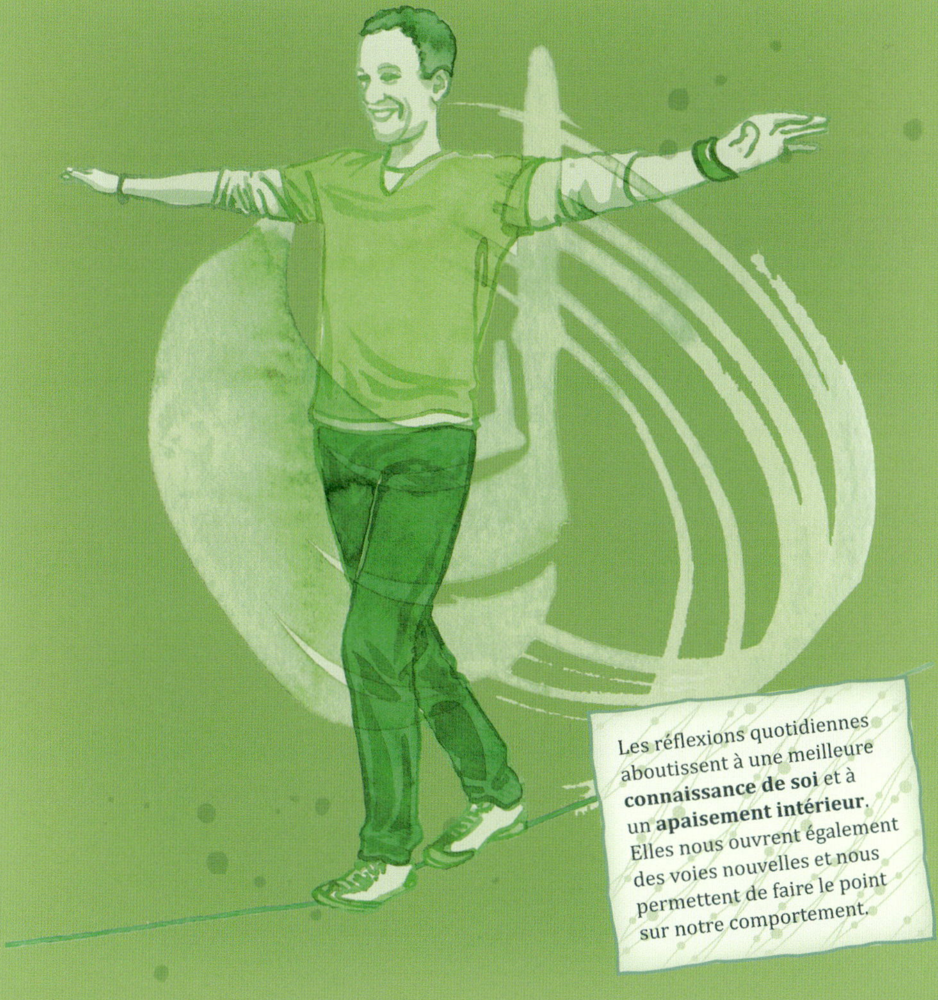

Les réflexions quotidiennes aboutissent à une meilleure **connaissance de soi** et à un **apaisement intérieur**. Elles nous ouvrent également des voies nouvelles et nous permettent de faire le point sur notre comportement.

Se brosser les dents, la tête en bas

Vous vous brossez certainement les dents régulièrement. Tant mieux ! Vous aurez donc l'occasion de faire quelques petits ***exercices de relaxation****.*

1) **Commencez** par vous brosser les dents. Écartez les pieds de la largeur des hanches (ou un peu plus). Les orteils pointent vers l'avant.

2) **Fléchissez** le buste vers le bas et continuez à vous brosser les dents en regardant le sol de votre salle de bains ou, si vous êtes suffisamment souple, en regardant entre vos jambes. La pesanteur se chargera du reste. Laissez tout simplement le buste pendre !

3) **Après cinq ou dix respirations** (et surtout avant d'avoir la tête qui tourne), redressez le buste en inspirant.

4) **Poursuivez** le brossage des dents. Répétez l'exercice autant de fois que vous le souhaitez.

Variante

1) **Le brossage des dents** est le moment idéal pour se faire du bien (au lieu de penser à la journée passée ou de planifier la journée du lendemain).

2) **Avec un marqueur,** écrivez sur le miroir de votre salle de bains (ou bien collez un joli petit mot) : qu'est-ce que la journée m'a apporté de bon ? Répondez mentalement tous les soirs à la question.

3) **Tenez-vous** quelques instants sur une jambe, puis sur l'autre.

4) **En vous brossant les dents,** regardez-vous tendrement dans les yeux à travers le miroir !

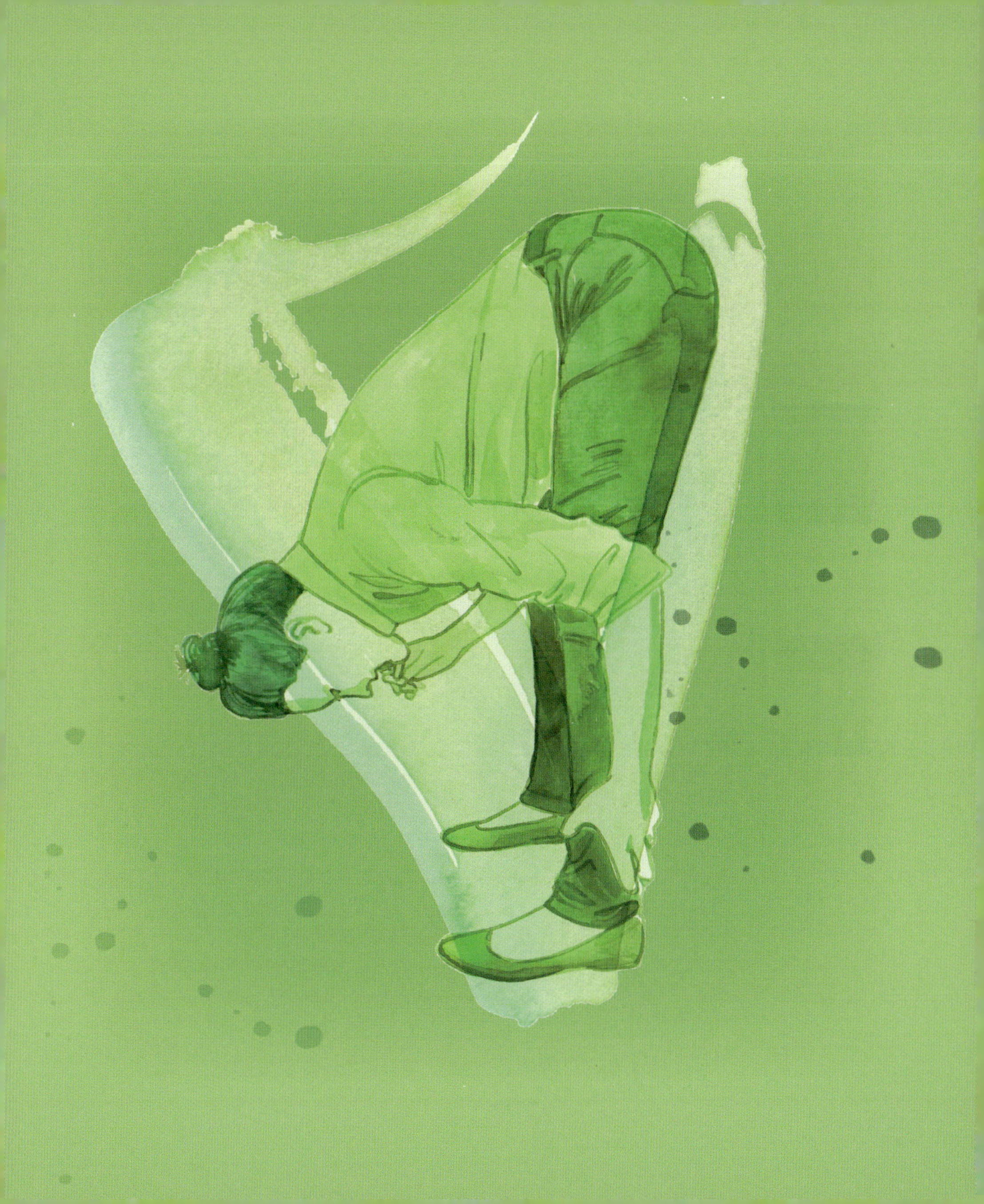

Énergie

Vos batteries sont à plat, mais votre journée n'est pas terminée ? De nombreux exercices de yoga améliorent l'apport en oxygène, à travers la respiration profonde, et activent les trajets énergétiques du corps (appelés méridiens). Ces petits coups de fouet favorisent la concentration et stimulent la joie de vivre.

Se lever sans stress

Certains petits mouvements, que l'on peut faire en moins de deux minutes quand on est encore au lit, ***améliorent nettement l'humeur*** *et permettent de* ***bien commencer la journée****.*

1) Serrez les poings et rouvrez-les aussitôt en tendant bien les doigts. Puis recommencez.

2) Fléchissez les orteils, puis étirez-les vers vous.

3) Tendez bien les bras le long du corps en gardant la tête droite.

4) Tirez la langue le plus loin possible (personne ne vous voit).

5) Clignez des yeux : fermez les yeux, ouvrez-les rapidement, puis refermez-les aussitôt – comme un stroboscope dans une discothèque. Pour finir, gardez les yeux ouverts pour regarder la journée en face.

6) Levez-vous ! Vous êtes prêt à profiter de la journée !

« À quoi sert un lever de soleil si nous ne nous levons pas ? »

Georg Christoph Lichtenberg, physicien allemand

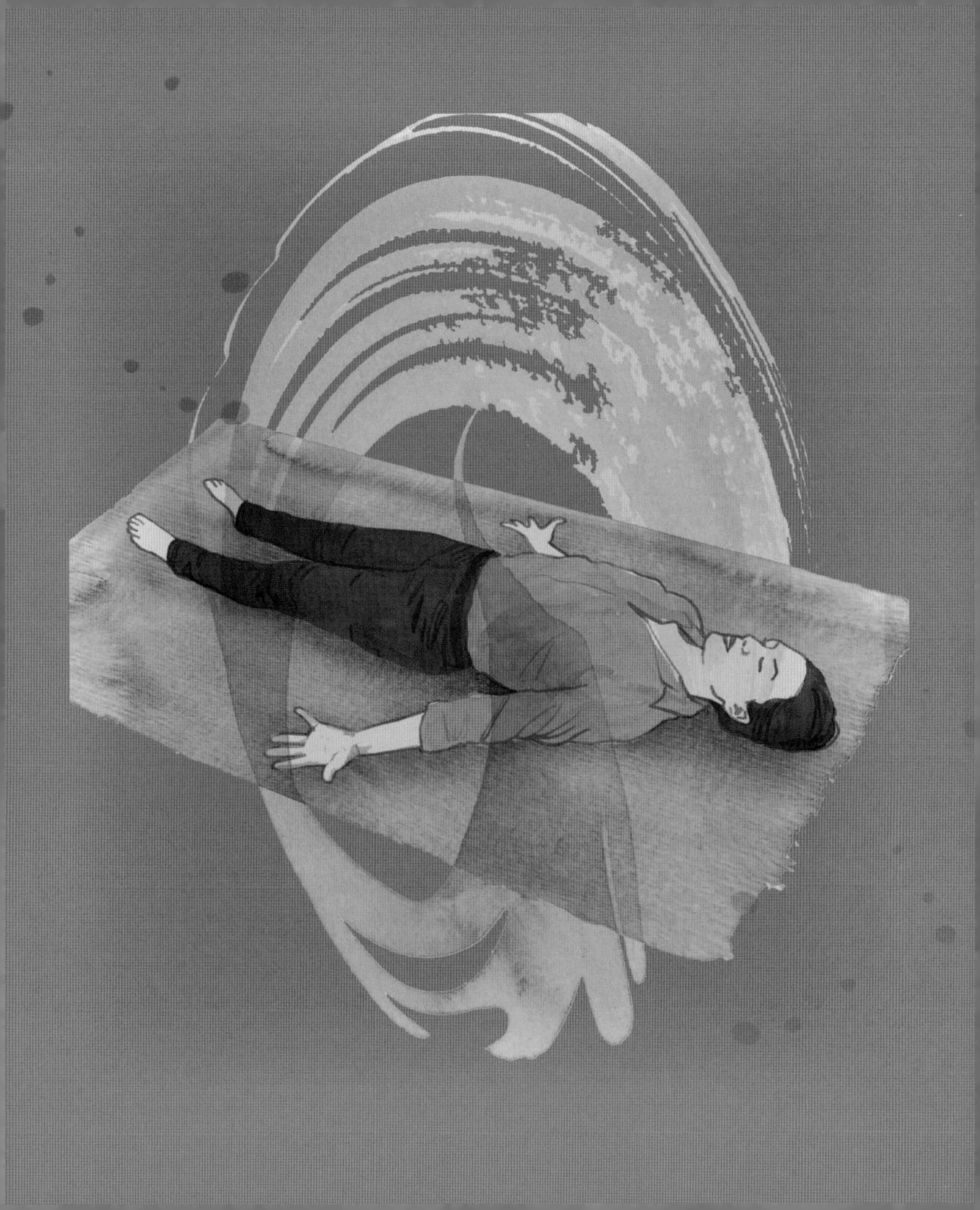

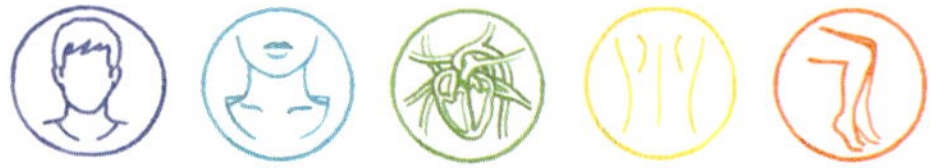

Spirale sur le lit

*Les **torsions** stimulent le flux énergétique et la digestion. Nous vous recommandons de faire cet exercice le matin avant de vous lever !*

1) **Restez** allongé sur le dos. Fléchissez la jambe droite en angle droit et laissez-la plonger vers le matelas en la passant par-dessus la jambe gauche. Les épaules et les hanches restent droites.

2) **Vous pouvez,** si vous le souhaitez, poser la main gauche sur le genou droit. N'exercez pas de pression, mais accompagnez le mouvement de la jambe droite. Tournez la tête vers la droite, dans le sens opposé à la jambe fléchie.

3) **Respirez** calmement pendant l'étirement des lombaires et de la cuisse droite.

4) **Ramenez** la jambe droite en position de départ. Fléchissez la jambe gauche en angle droit et laissez-la plonger vers la droite par-dessus la jambe droite. Si vous le souhaitez, posez la main droite sur le genou gauche pour accompagner le mouvement. Tournez la tête vers la gauche et respirez calmement.

5) **Allongez** la jambe. Tournez le buste de manière à prendre appui sur le côté droit, puis levez-vous.

Selon le côté du lit sur lequel vous vous trouvez, vous devrez peut-être vous tourner de l'autre côté. **Le cœur** aura plus de latitude si vous vous levez du côté droit.

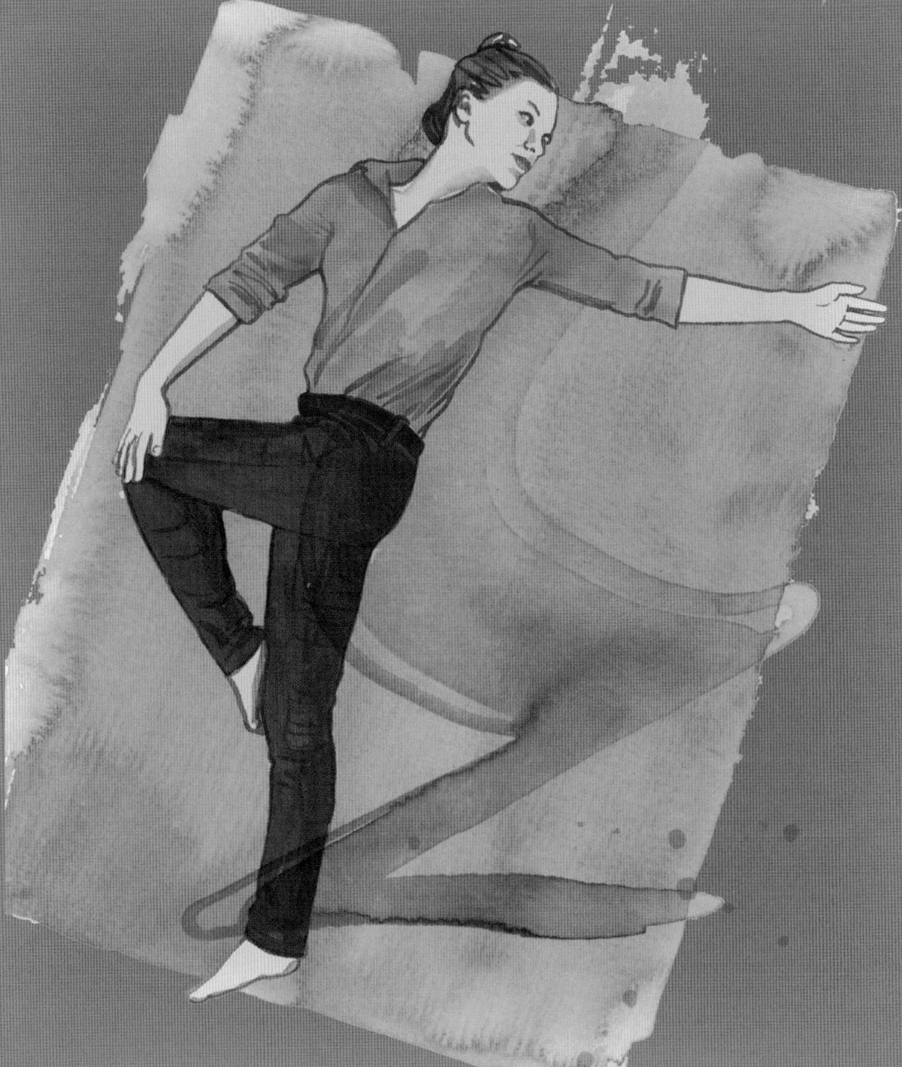

Wake me up before you go-go

*Le matin, nous traversons la cuisine comme un robot, enchaînant les gestes machinaux jusqu'à ce que notre corps comprenne enfin qu'****il fait jour*** *! Ce petit exercice vous permettra de* ***patienter*** *pendant que la machine à café est à l'œuvre.*

1) **Imaginez** que vous mâchez un chewing-gum énorme.

2) **Ouvrez** la bouche le plus grand possible. Bougez la mâchoire doucement vers la droite puis vers la gauche sans la faire craquer. Refermez la bouche.

3) **Répétez** l'exercice lentement deux ou trois fois.

4) **Ouvrez** la bouche le plus grand possible, fermez les yeux et bâillez si vous en avez envie.

5) **Inspirez** profondément et soyez attentif à la bouffée d'oxygène qui traverse votre corps.

6) **Maintenant,** le café est prêt et vous pouvez en profiter !

« Quand Dieu **créa l'homme,** il était déjà **fatigué,** ce qui explique certaines choses. »

Mark Twain, écrivain américain

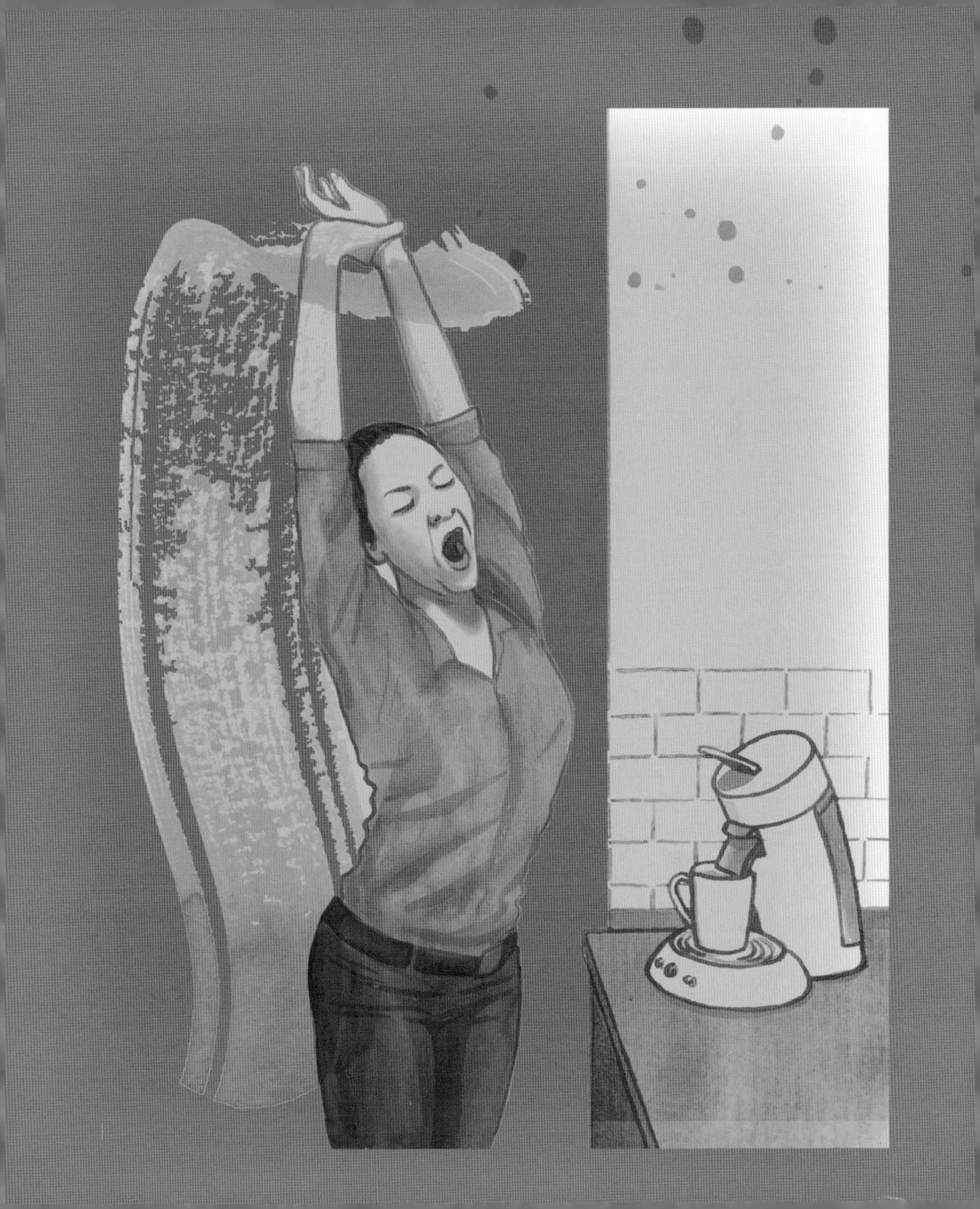

Une sensation différente

*En ayant recours à une simple manipulation, vous pourrez stimuler discrètement votre **créativité** et votre **capacité d'attention** !*

1) **Croisez** les doigts.

2) **Relâchez** la posture, puis croisez les doigts une nouvelle fois, mais cette fois en les décalant : c'est l'index de l'autre main qui passe devant.

3) **La sensation** est étrange.

4) **Imprégnez-vous** quelques instants de cette stimulation différente.

Variante

Pour stimuler plus longtemps le cerveau, les droitiers peuvent utiliser la souris ou le pavé tactile de l'ordinateur de la main gauche (et les gauchers de la main droite).

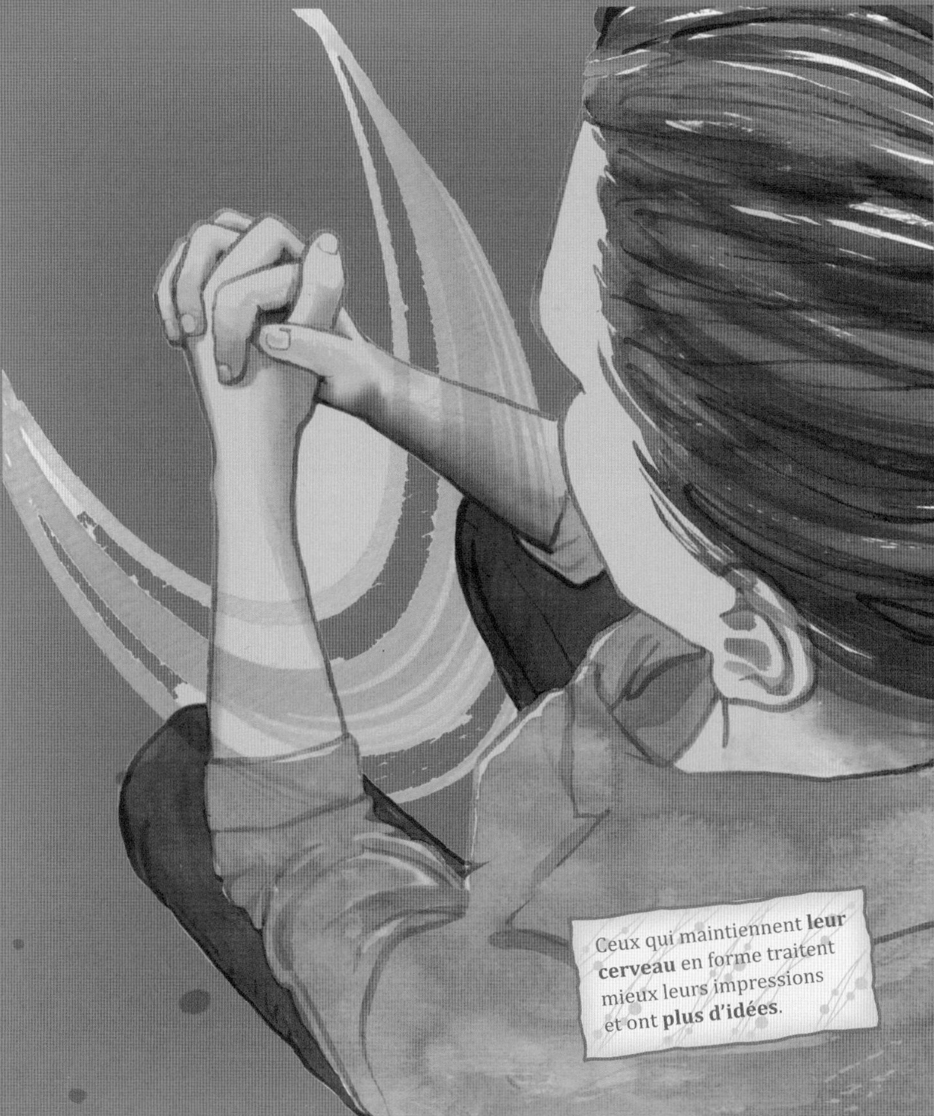
Ceux qui maintiennent **leur cerveau** en forme traitent mieux leurs impressions et ont **plus d'idées**.

Sur la pointe des pieds

Nous ***attendons debout*** *un nombre incalculable de fois : en réunion, au restaurant lors de la pause de midi, dans la maison avant que le plombier n'arrive. Faites donc quelque chose de cette attente !*

1) **Mettez-vous** sur la pointe des pieds (de préférence, sans vous aider des mains).

2) **Abaissez** lentement les talons jusqu'à vous retrouver sur la plante des pieds.

3) **Répétez** l'exercice autant de fois que vous le pourrez.

Variante

Les bras peuvent accompagner le mouvement : levez-les pendant que vous vous mettez sur la pointe des pieds. Cependant, dans cette posture, vous ne passerez pas vraiment inaperçu.

« Il n'y a point de génie sans un grain de folie. »

Aristote, philosophe grec

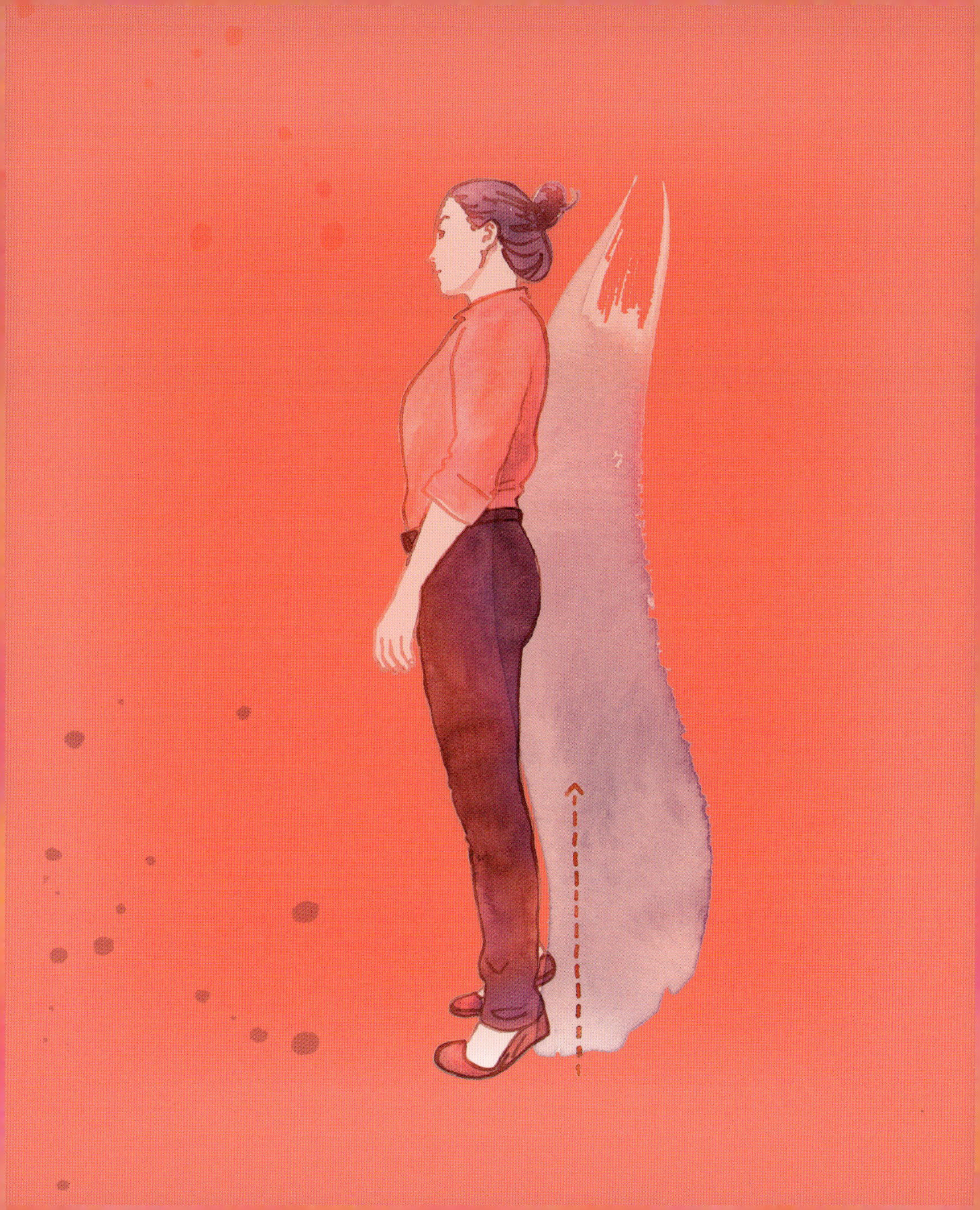

Chantez la vie !

*Votre patron, votre partenaire ou les embouteillages vous mettent hors de vous ? Pour lutter contre la mauvaise humeur, rien de tel que de **chanter à tue-tête**. Efficacité garantie !*

1) **Chantez** à tue-tête ! Plus vous le ferez avec enthousiasme, mieux ce sera !

2) **Si vous ne pouvez pas** le faire (par exemple dans les toilettes ou au bureau), chantez de manière sourde, mais de toutes vos forces !

3) **En couple,** le chant peut être contagieux. Lancez-vous : chantez au lieu de vous disputer !

4) **Voici quelques chansons** qui vous mettront de bonne humeur : « I will survive », « Mamma Mia », « Blue (Da Ba Dee) », « Tout le bonheur du monde », « Here I go again », « It's my life », « Walking on sunshine », « Don't worry, be happy »...

Les séances de yoga commencent ou se terminent souvent par **un chant** (une chanson mélodieuse). Cela permet d'**harmoniser** nos sentiments et nos perceptions.

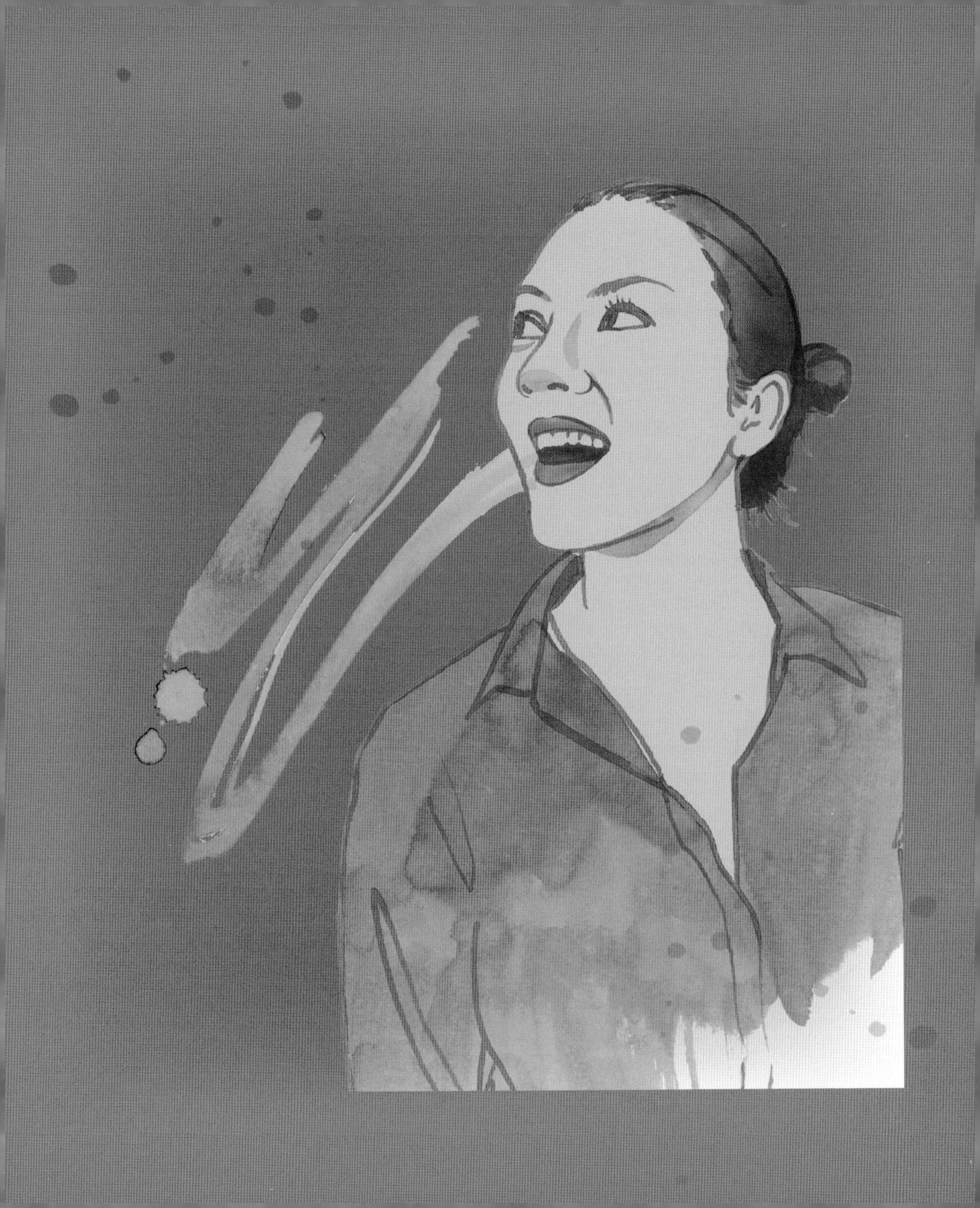

Col du cygne pour débutant

*Les épaules, la nuque et la tête souffrent parfois d'une même contracture. Cet exercice simple vous permettra de **dénouer doucement** les tensions et d'aérer votre matière grise.*

1) **Redressez** le dos.

2) **Penchez** légèrement la tête sur le côté gauche.

3) **Tendez** le bras gauche et passez-le par-dessus la tête. Posez la main gauche sur l'oreille droite.

4) **Tout en étant attentif** au poids de la main et du bras, faites plusieurs respirations. Ne tirez surtout pas sur la tête ! Maintenez brièvement la posture, puis changez de côté.

5) **Vous pouvez faire** cet exercice jusqu'à trois fois de chaque côté.

« Penser est difficile,
c'est pourquoi la plupart se font juges. »

Carl Gustav Jung, psychiatre suisse

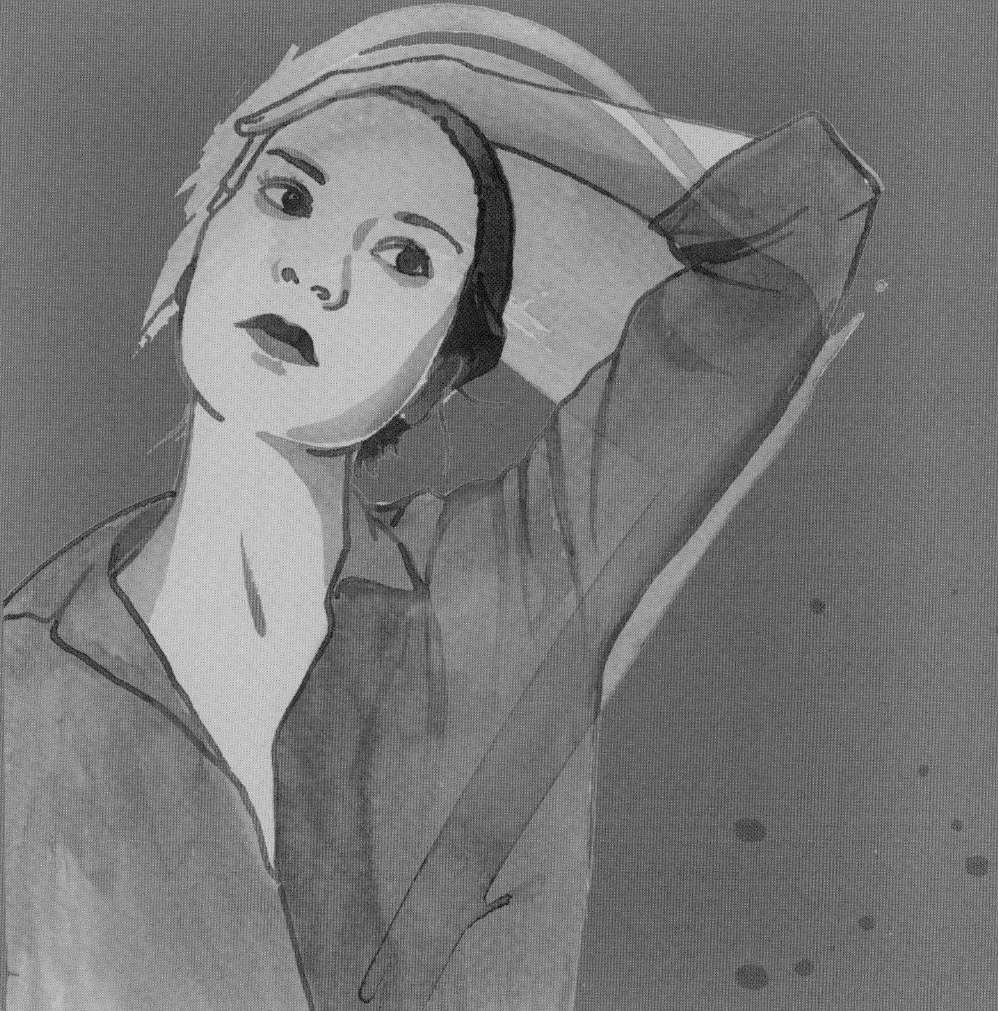

Le poisson-globe

*Vous pouvez inciter votre interlocuteur à **rire de bon cœur** et vous faire en même temps un bien fou ! N'hésitez pas à en faire l'expérience.*

1) **Inspirez.** Gonflez les joues, comme si vous étiez en train de souffler dans un énorme ballon de baudruche.

2) **Pressez** les lèvres l'une contre l'autre de manière à ce que l'air ne s'échappe pas. L'air fait également pression sur la face interne des lèvres.

3) **Avec les index,** appuyez légèrement sur vos joues, à droite et à gauche du visage, jusqu'à ressentir une résistance. (Attention : vous ne devez pas expirer l'air !)

4) **Maintenez** la posture de 10 à 15 secondes, puis expirez avant que la sensation ne devienne désagréable.

Cet exercice énergisant lutte contre les rides et les joues affaissées. Il stimule les **points d'acupression** des sinus.

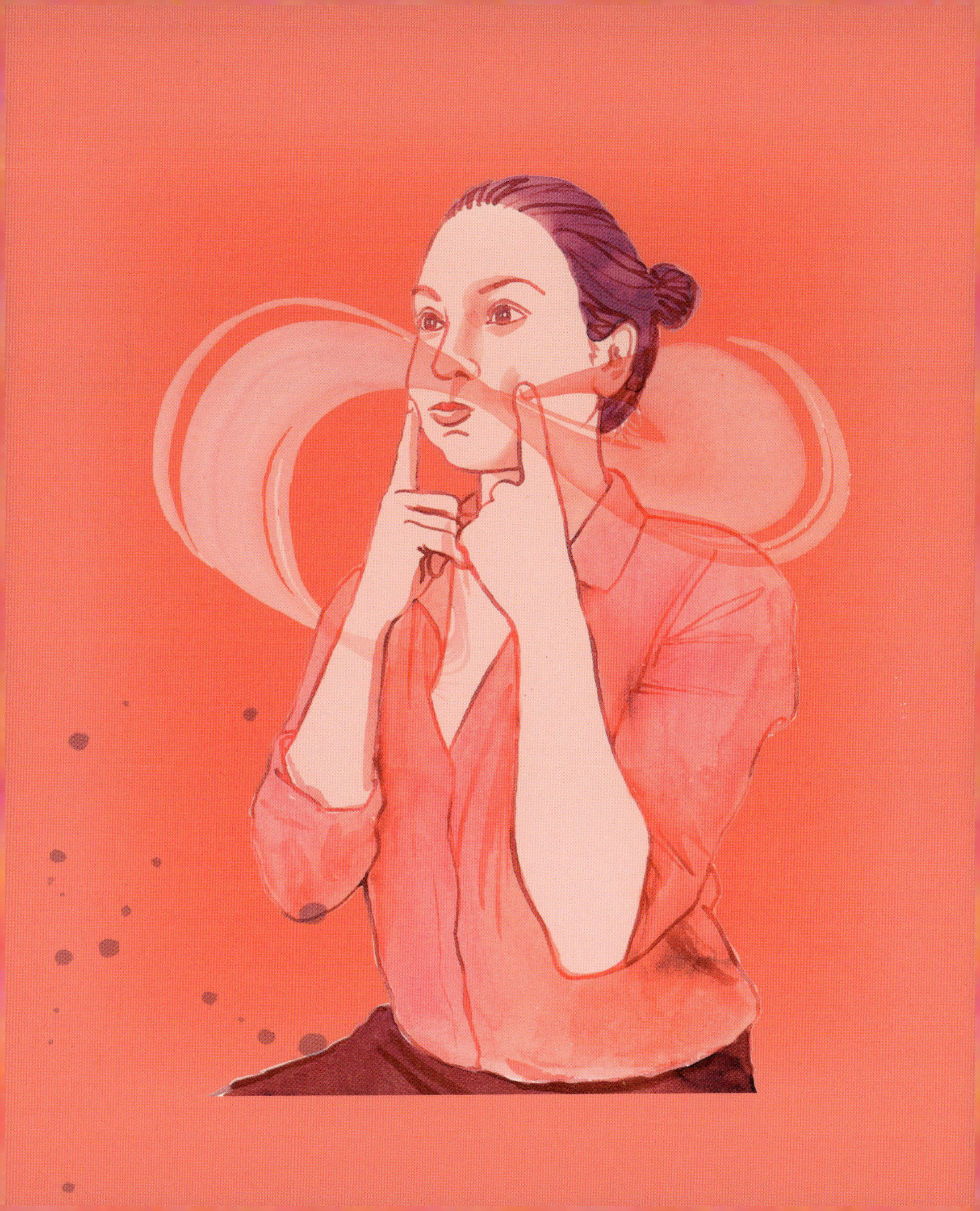

Le lion silencieux

En yoga, quand on adopte la posture du lion, on est censé rugir le plus fort possible. Cet exercice est ***très amusant*** *en groupe. Mais l'effet est le même quand on ne fait pas entendre de rugissement. Veillez toutefois à ce que personne ne vous regarde.*

1) **Redressez** le dos.

2) **Tendez** légèrement la tête en avant tout en ouvrant grands la bouche et les yeux.

3) **Poussez** un cri étouffé aussi longtemps que votre souffle vous le permet.

4) **Fermez** les yeux en inspirant doucement. Répétez l'exercice autant de fois que vous le souhaitez.

Variante

1) **Montrez** les dents en position assise ou debout.

2) **Serrez** les poings et tendez le corps le plus possible. Gardez la tête et le dos bien droits. Continuez à respirer.

3) **Baissez** légèrement le menton et montrez les dents.

4) **Maintenez** brièvement la posture, puis relâchez et respirez. Répétez l'exercice à volonté.

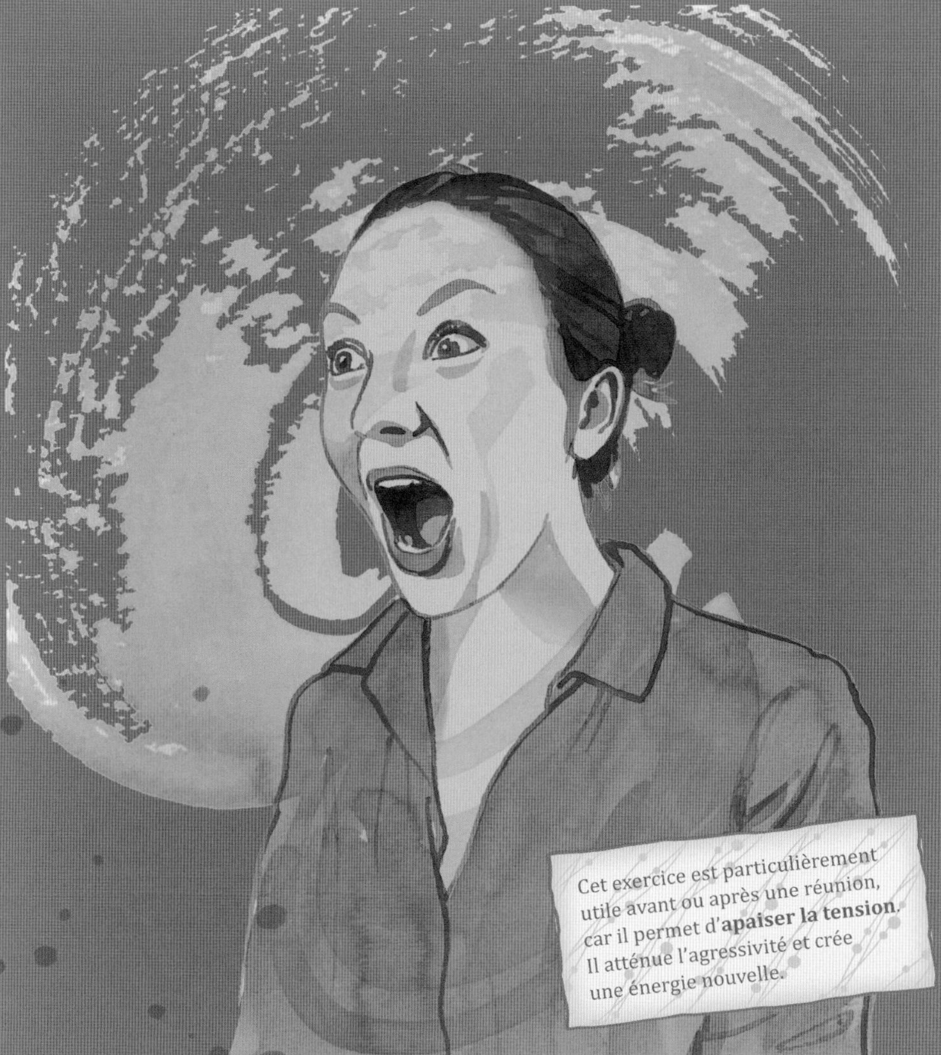

Cet exercice est particulièrement utile avant ou après une réunion, car il permet d'**apaiser la tension**. Il atténue l'agressivité et crée une énergie nouvelle.

La grenouille

Vous êtes devant la porte d'entrée et la clé vous tombe des mains une fois de plus ! ***Gardez votre calme*** *et saisissez l'occasion pour faire ce petit exercice bien utile.*

1) **Quand vous faites tomber** un stylo ou une clé par terre, évitez de vous pencher pour ramasser l'objet comme vous le feriez en temps normal.

2) **Écartez** les pieds de la largeur des hanches en tournant les orteils vers l'extérieur.

3) **Redressez** le dos et gardez-le bien droit.

4) **Accroupissez-vous** tout en gardant les genoux tournés vers l'extérieur (l'un vers la droite et l'autre vers la gauche). Le dos reste bien droit.

5) **Ramassez** l'objet que vous avez laissé tomber.

6) **Relevez-vous** en gardant le dos bien droit.

« Vivre est la chose la plus rare au monde, la plupart des gens se contentent d'exister sans plus. »

Oscar Wilde, écrivain irlandais

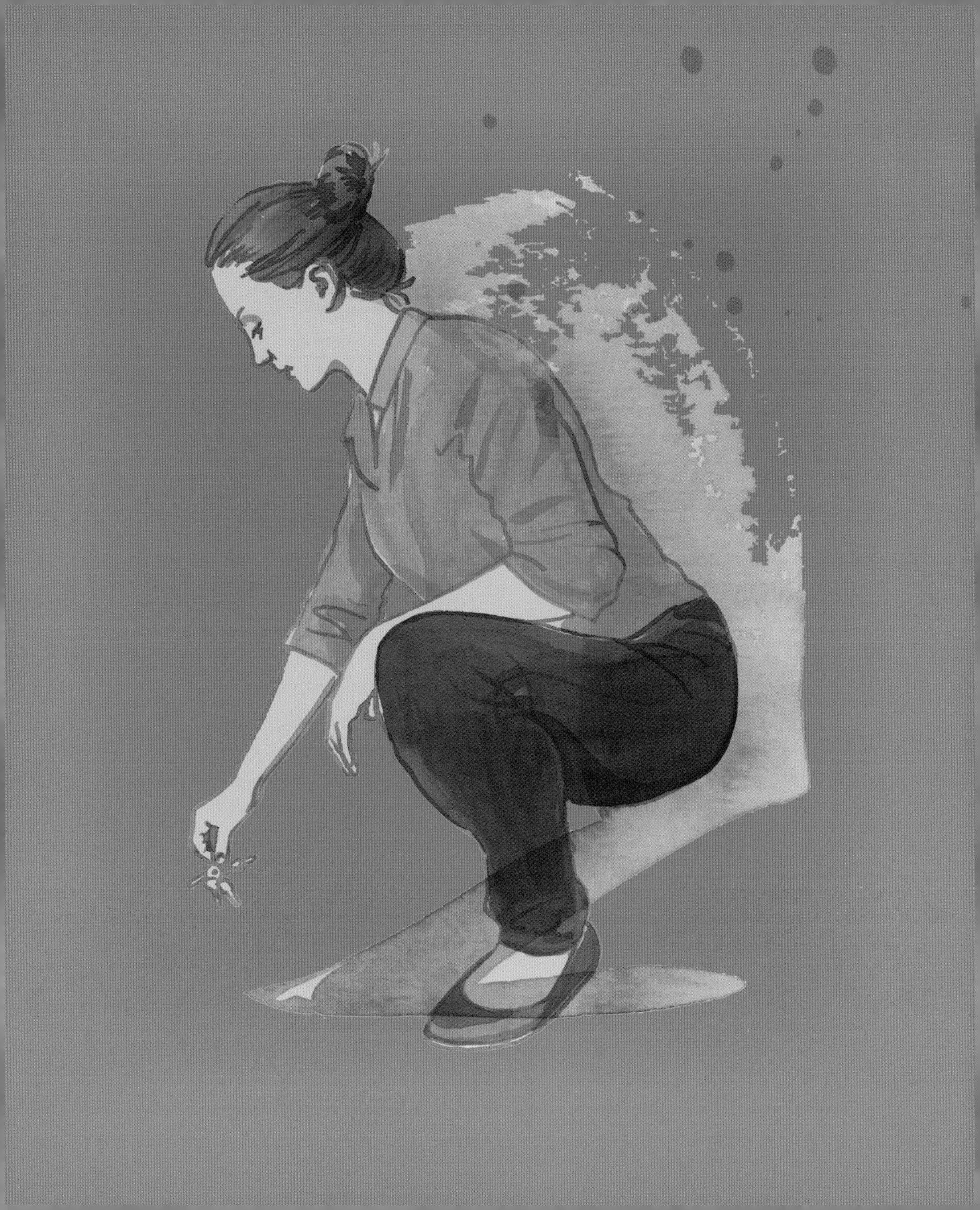

Faites circuler l'énergie

*Dans le yoga Kundalini, les « rotations soufies » servent d'**échauffement** au début de la séance. Elles **stimulent l'esprit**, font travailler le **sens de l'équilibre** et massent les organes internes, leur permettant d'être mieux irrigués.*

1) **Asseyez-vous** bien droit et posez les mains à plat sur les genoux. Vous pouvez faire cet exercice en vous asseyant en tailleur sur le sol ou bien tout simplement en étant assis sur une chaise de bureau.

2) **Faites des cercles** avec le buste (prenez garde de ne pas vous heurter au dossier de la chaise). Gardez la tête droite.

3) **Comptez** en même temps : faites cinq à dix cercles dans un sens, puis cinq à dix cercles dans l'autre sens.

Vous verrez que les sensations sont différentes selon que le buste tourne dans l'un ou l'autre sens. Faites les cercles, si possible, **au rythme de votre respiration**. Gardez les épaules détendues.

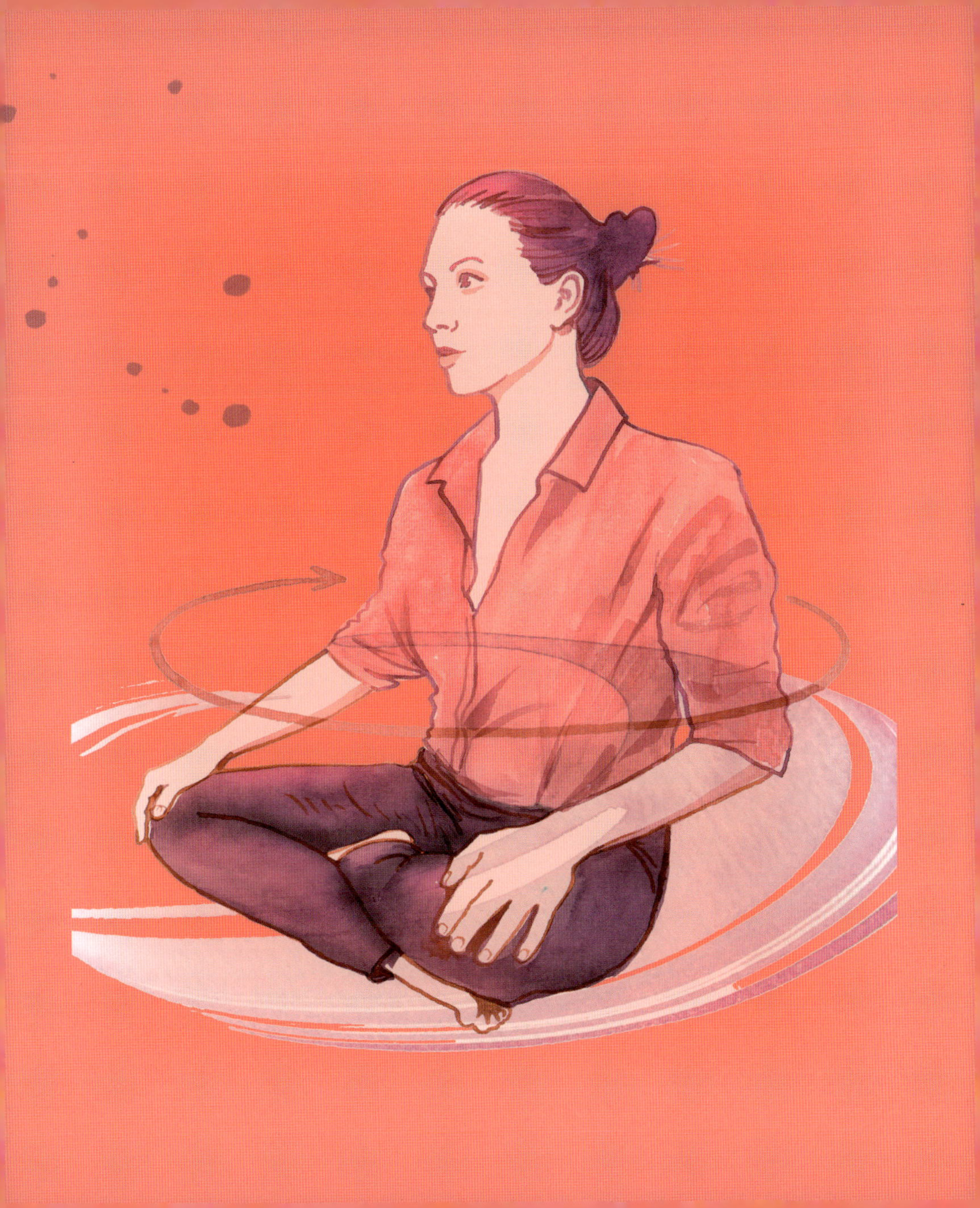

L'abc de la respiration

Parfois, nous avons le souffle coupé, nous respirons mal ou trop vite. Cet exercice simple vous permettra de ***surmonter le stress du quotidien****.*

1) **Grâce à la respiration,** nous pouvons influer sur notre humeur. Pour cela, nous devons d'abord prendre conscience de la manière dont nous allons et dont nous nous sentons. Mettez-vous un petit instant à l'écoute de vous-même. Vous sentez-vous sans énergie et fatigué ou plutôt tendu et stressé ?

2) **Insister** sur l'inspiration et la prolonger stimule le corps et nous rend plus éveillé. Insister sur l'expiration et la prolonger nous permet de nous détendre physiquement et favorise le « processus de digestion » mentale.

3) **Pour recharger** vos batteries, comptez 1 – 2 – 3 – 4 en inspirant lentement, retenez brièvement votre souffle, puis comptez 1 – 2 (sur le même rythme) en expirant. Dans ce cas, l'inspiration est deux fois plus longue que l'expiration. Vous pouvez également faire une pause sur l'expiration sans vous stresser pour autant.

4) **Pour vous détendre** et digérer les événements de la journée, comptez 1 – 2 en inspirant puis 1 – 2 – 3 – 4 en expirant. L'expiration est dans ce cas deux fois plus longue que l'inspiration. (Vous pouvez également faire une petite pause entre l'inspiration et l'expiration, ainsi qu'entre l'expiration et l'inspiration).

5) **Au total,** faites cinq respirations comme indiqué, avant de reprendre une respiration calme (votre corps conservera ce rythme de respiration quelque temps).

« Une vérité mathématique n'est ni simple ni compliquée en soi, elle est. »

Émile Lemoine, mathématicien français

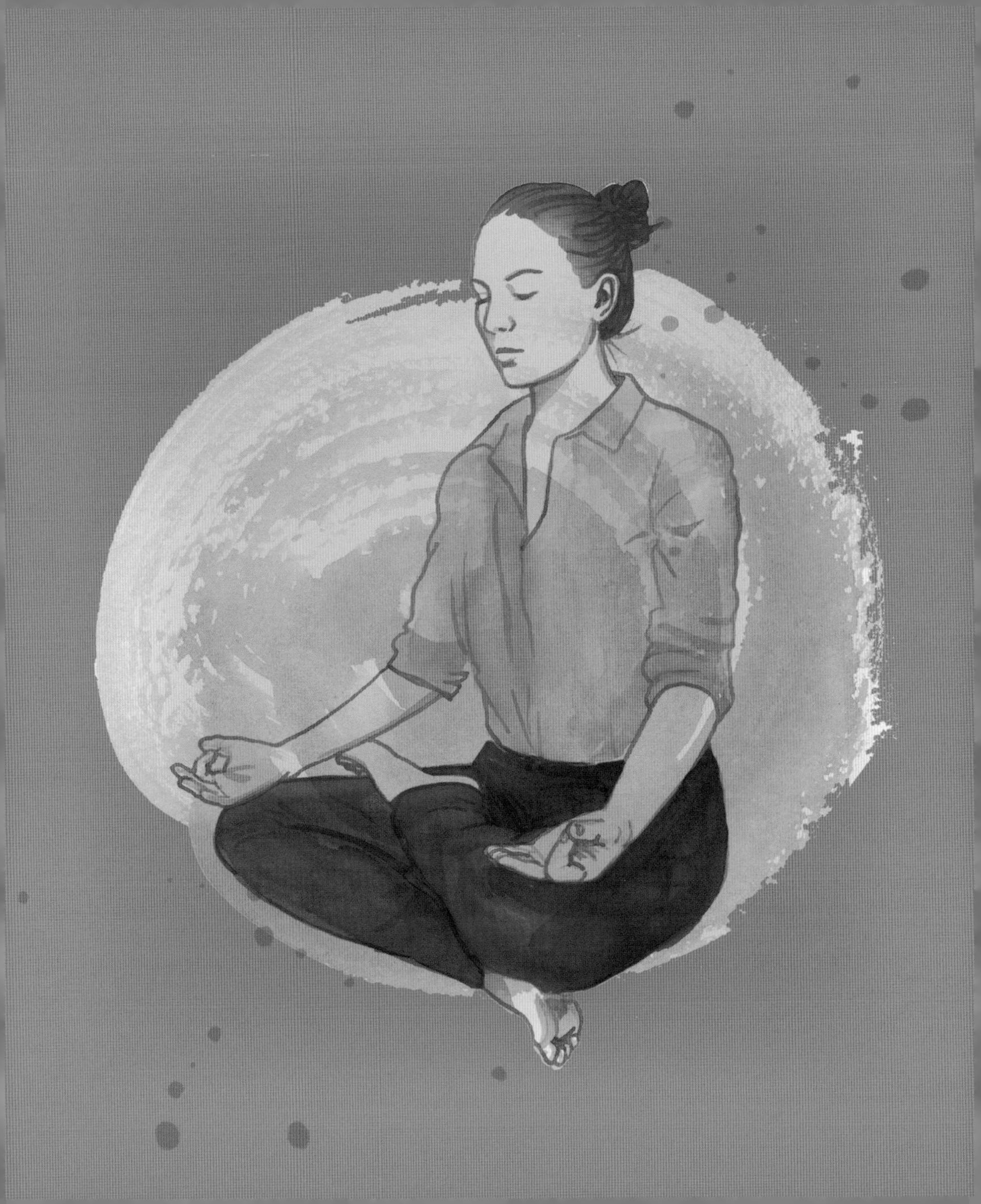

Sourire avec les yeux

*Vous êtes fatigué, énervé et au bout du rouleau ? Le moment est venu de jeter **un regard bienveillant** sur le monde et sur tous les objets qui vous entourent !*

1) **Cherchez** des yeux un objet qui se trouve dans votre environnement immédiat.

2) **Regardez-le** avec tendresse.

3) **Souriez.** Réjouissez-vous à la vue de cet objet quel qu'il soit. (Il peut s'agir d'un objet du quotidien on ne peut plus banal, comme une agrafeuse ou une corbeille à papier.)

4) **Pour les plus expérimentés :** chaque fois que vos yeux tombent sur cet objet, faites en sorte d'emplir votre regard de tendresse !

Variante

1) **Vous pouvez photographier** tous les jours un objet qui vous semble positif (ou que vous chargez d'ondes positives). Vous aurez ainsi matière à exercer votre regard bienveillant.

2) **Si vous le souhaitez,** vous pouvez également poster vos photographies sur un réseau social. Votre nouvelle vision des choses est-elle la même pour d'autres ?

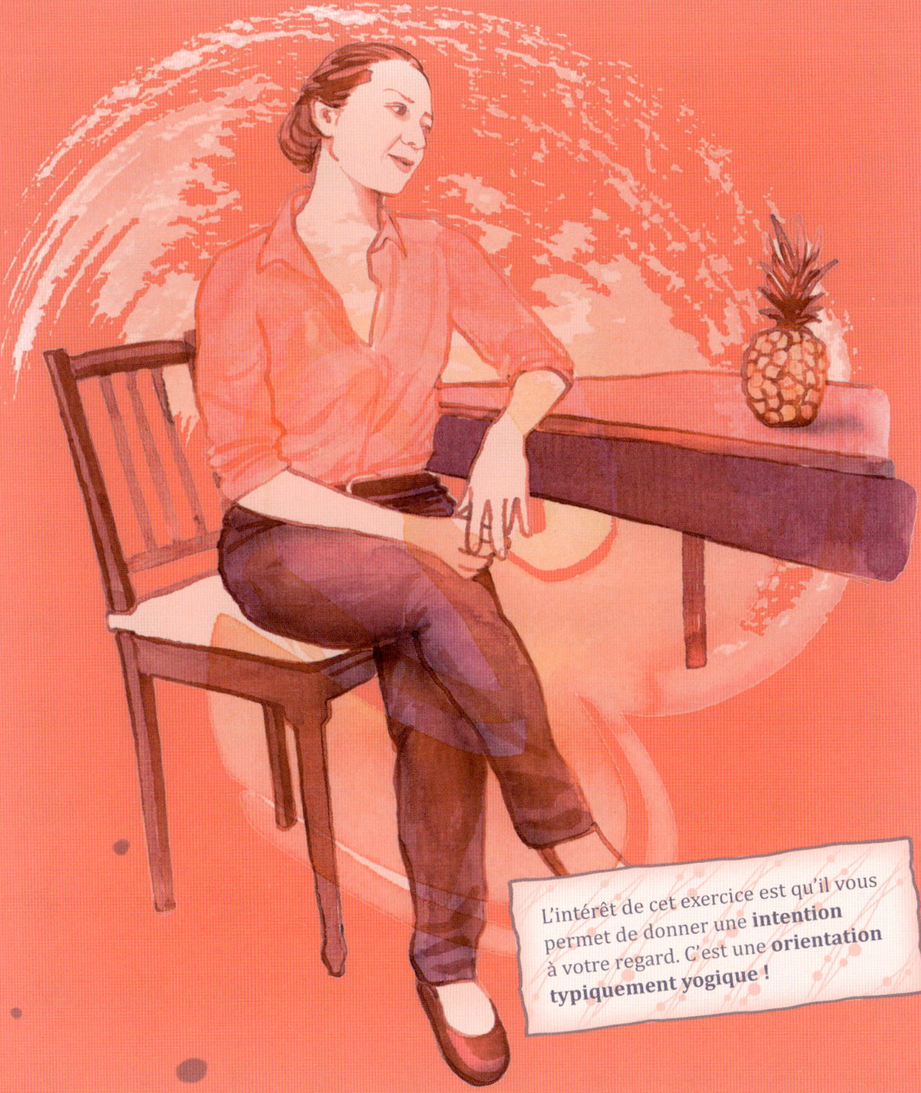

L'intérêt de cet exercice est qu'il vous permet de donner une **intention** à votre regard. C'est une **orientation typiquement yogique !**

Les yeux d'un tigre

*Nous sommes censés être la plus belle des créations ? C'est à voir. Quoi qu'il en soit, nous avons aussi un **instinct animal** qu'il est bon de laisser exprimer de temps en temps.*

1) **Arrangez-vous** pour que personne ne vous voie. Les mouvements des yeux que vous allez faire pourraient indisposer ceux qui vous entourent. (Il n'y a aucun risque si l'on vous voit de côté ou par-derrière.)

2) **Regardez** sauvagement autour de vous, comme si vous étiez un tigre menaçant dans la jungle de Sumatra ou un loup qui traque le gibier.

3) **Écarquillez** les yeux et clignez des yeux en regardant dans des directions différentes.

4) **Laissez monter** en vous votre énergie animale ! Elle est présente et vigoureuse.

« Malheur à l'homme si un **seul animal est présent** lors du Jugement dernier. »

Christian Morgenstern, poète allemand

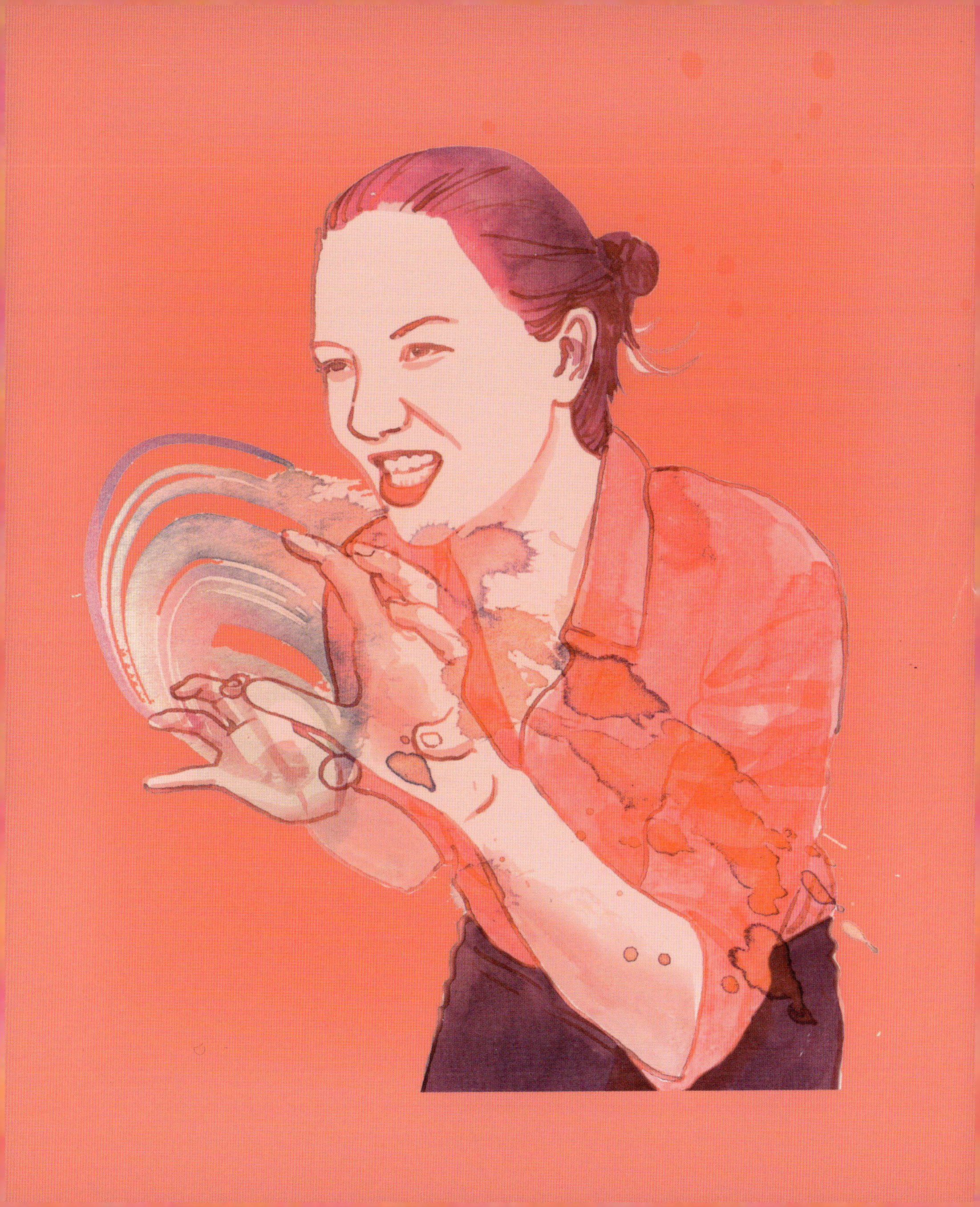

Sautiller sur le chemin

Au lieu de parcourir tous les jours le même chemin machinalement, aidez-vous de cette technique pour vous donner de l'allant et vous ***mettre de bonne humeur****.*

1) **Faites** quelques pas en sautillant sur le trajet qui mène au bus, au travail, au supermarché ou à l'école.

2) **C'est encore plus amusant** en présence d'un ou de plusieurs enfants. Vous aurez l'impression de faire un jeu (ce qui est aussi le cas).

3) **Évitez** de sauter ou de faire des bonds. Il ne s'agit pas de bondir comme un lapin, mais de faire à chaque pas un petit sautillement vers l'avant avec le même pied, comme si vous souhaitiez adapter votre pas à celui d'une personne qui fait des pas plus grands ou plus petits.

Appréhender de manière ludique les situations de la vie quotidienne stimule la **capacité d'attention** et l'**aptitude à réagir**.

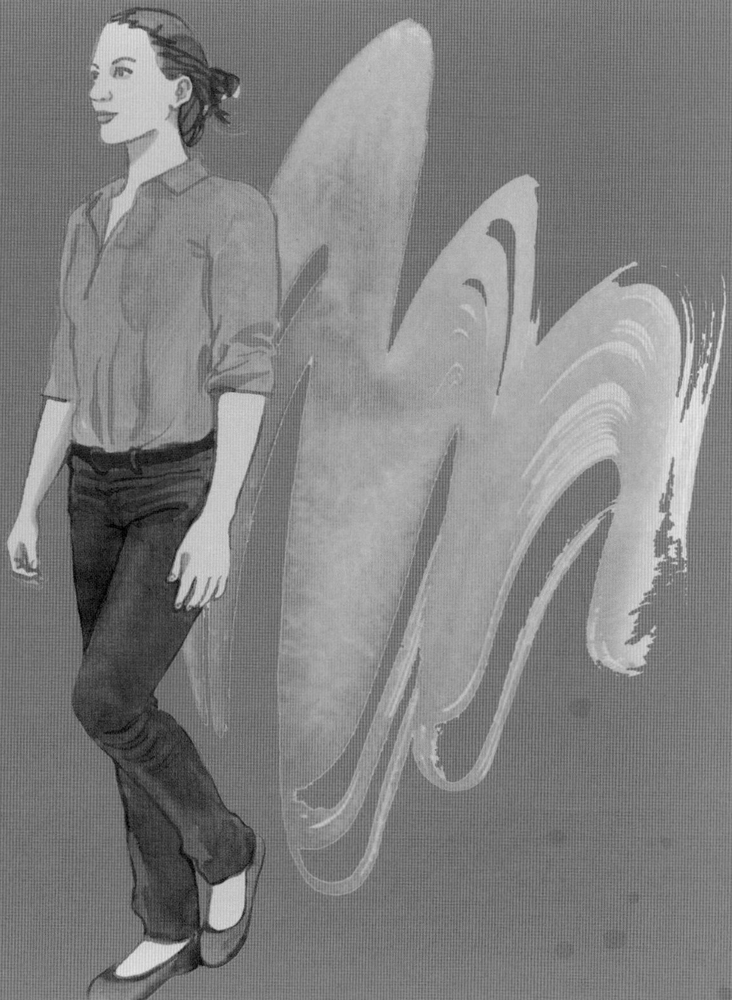

Postface

Nous espérons que vous allez bien.
Ou, du moins, que vous allez mieux après la lecture de ce livre.
Les exercices qui y sont présentés peuvent paraître simples. Et pourtant, nous savons tous à quel point il est difficile de ne pas perdre de vue soi-même et le monde qui nous entoure, ainsi que la journée dans son ensemble, avec ses mille et un détails.
Pas à pas, nous avançons vers un idéal.
Nous sommes chaque jour un peu plus calmes, un peu plus détendus et un peu plus aimables avec les autres et avec nous-mêmes.
Je pratique le yoga depuis de nombreuses années, mais depuis que je fais de la méditation, les effets se font plus nettement sentir. « Pourquoi es-tu si gentil ? » m'ont un jour demandé mes enfants, aussi étonnés que réjouis.
Mon épouse me trouve beaucoup moins impatient.
Les professeurs de yoga et de méditation sont unanimes : combiner le stretching, la relaxation physique, l'ouverture d'esprit et l'adaptation est extrêmement efficace.
Ici, il n'y a ni début ni fin. On ignore également qui de la poule ou de l'œuf fut le premier. Les deux éléments se complètent et se renforcent. Il est également important de faire le constat que l'on atteint jamais ni la détente idéale ni le parfait élan. On ne peut pas non plus les conserver. On passe d'un moment à l'autre, d'une réunion à l'autre. Nous ne pouvons faire mieux, et cela vaut pour tout le monde. Pourtant, quand j'ai commencé à examiner de plus près mes tensions physiques et mentales pour chercher à les atténuer, j'étais très angoissé à l'idée de perdre mon élan, ma détermination et mon dynamisme. Je les considérais comme le moteur de mon succès, comme la tension musculaire d'un sprinteur sur la ligne de départ. Le contraire s'est produit : je parviens beaucoup mieux à instaurer les priorités. Je sais que les journées se succèdent et que je n'ai donc pas « tout » à faire aujourd'hui.
Mon objectif était de mieux me débrouiller avec les autres, d'avoir l'air plus sympathique (je peux visiblement être brutal parfois). Au final, je me débrouille aussi beaucoup mieux avec moi-même.
Et c'est la cerise sur le gâteau !
Je vous le souhaite aussi. Et c'est tout à fait à votre portée avec ce livre.
Un pas de plus pour vous approcher de cet objectif !

Index des exercices

Les mini-exercices proposés dans ce livre ne peuvent vous faire que du bien. Certains sont même polyvalents…

ÂME

BRAS ET MAINS

CŒUR ET CIRCULATION

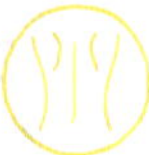

DOS

ÉPAULES ET NUQUE

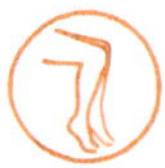

JAMBES ET PIEDS

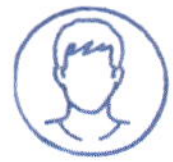

POUR LA TÊTE ET L'ESPRIT

VENTRE ET BASSIN

Illustrations : Stefanie Bemmann
Graphisme de fonds de page : Shutterstock ; image centrale de la première de couverture : Olena_Kravchenko/Thinkstock ; arrière-plan de la quatrième de couverture : nicemosaic/Thinkstock
Conception de la maquette : Horst Moser, Munich

Traduit de l'allemand par Sabine Boccador
Réalisation de la version française : Facompo

ISBN : 978-2-7114-2468-9
Dépôt légal : juin 2017
Imprimé en Pologne

Avertissement

L'auteur a soigneusement étudié et vérifié dans la pratique tous les conseils et exercices présentés dans cet ouvrage. Ils ont été conçus pour des personnes en bonne santé.
Le lecteur est donc seul responsable de l'usage qu'il en fait et doit, en cas de doute ou de troubles persistants, demander conseil à un professionnel de la santé. L'auteur et l'éditeur déclinent toute responsabilité quant à d'éventuels dommages encourus suite à l'utilisation du présent ouvrage.